W0268766

Die Harnsteine

Ihre Physiographie und Pathogenese

Von

Dr. Otto Kleinschmidt

Volontär-Assistenten der Chirurgischen Universitäts-Klinik zu Königsberg i. Pr.
ehem. Assistenten des Pathologischen Instituts zu Freiburg i. Br.

Mit einem Vorwort
von
L. Aschoff
Freiburg i. Br.

Mit 3 Textabbildungen und 16 vielfarbigen Tafeln

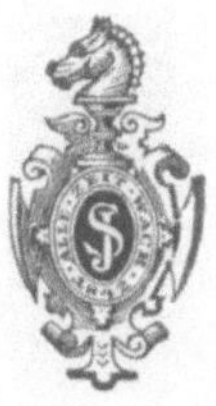

Springer-Verlag Berlin Heidelberg GmbH
1911

ISBN 978-3-642-89265-3   ISBN 978-3-642-91121-7
DOI 10.1007/978-3-642-91121-7

Softcover reprint of the hardcover 1st edition 1911

Vorwort.

Eine medizinische Dissertation „de genesi urolithorum"*), deren
Verfasser in diesen Tagen das 50jährige Jubiläum der Doktorpro-
motion begeht, war für mich Veranlassung, vor fast zwanzig Jahren
auch meinerseits diesem Problem meine Aufmerksamkeit zu widmen.
Das Thema lockte mich um so mehr, als ich in Göttingen Gelegenheit
hatte, demjenigen Forscher, dem wir die größten Fortschritte auf
diesem Gebiete verdanken, persönlich näherzutreten. Die Lehre von
der primären Bildung des Eiweißgerüstes der Harnsteine, wie sie Ebstein geschaffen, beherrschte die wissenschaftliche Forschung. Aber
meine ersten eigenen Versuche überzeugten mich, daß diese Lehre in
der damals vorliegenden Form die Frage nicht erschöpfte. Ich habe über
diese Untersuchungen, welche die Bildung des Harnsäureinfarktes in
der Niere, die Uratausscheidungen nach Ureterenunterbindung beim
Huhne und die Entstehung der Gichtnekrosen betrafen, auf der
II. Tagung der Deutschen pathologischen Gesellschaft in München,
1899, kurz berichtet. In allen Fällen konnte ich zeigen, daß der
krystalloide Bestandteil das formbestimmende Element war, die Entstehung des Eiweißgerüstes nur eine Begleiterscheinung sein konnte,
und daß dieses Eiweißgerüst aus den am Ort vorhandenen Eiweißsubstanzen des Harnes, der Zellen, des Blutes, nicht aus besonders
gebildeten Eiweißkörpern aufgebaut würde. Daraus mußte ich
schließen, daß auch ein zweiter fundamentaler Lehrsatz, nämlich der
von der entzündlichen Genese aller Steinbildungen, nicht zu Recht
bestehen könne.

Leider stand mir damals kein genügendes Material zur Verfügung, um beim Menschen die Verhältnisse eingehend zu prüfen.
Erst im Laufe der Jahre bot sich Gelegenheit, wenigstens für die
Gallensteine diese Nachprüfung durchzuführen. Das Resultat derselben habe ich in einer mit meinem Schüler Bacmeister zusammen herausgegebenen Monographie über die Cholelithiasis nieder-
gelegt. Wir konnten darin die Pathogenese der Gallensteine so weit

*) Berlin, 23. Juli 1861.

aufklären, daß für die reinen radiären Cholesterinsteine der nichtentzündliche Ursprung sichergestellt wurde, aber auch die entzündlich entstandenen Steine nach ihrer Genese schärfer getrennt werden
konnten. Wir waren so in der Lage, aus dem Aufbau der Steine
die Krankengeschichte bis zu einem gewissen Grade herauszulesen,
denn eine Umwandlung der verschiedenen Steinarten in eine andere,
wie sie bis dahin gelehrt wurde, war nach unseren Untersuchungen
nicht mehr aufrechtzuerhalten.

Es lag nahe, die wichtige Frage nach der Bedeutung des Eiweißgerüstes, der entzündlichen und nichtentzündlichen Genese der Konkrementbildungen auch an den Harnsteinen zu prüfen. Hatte ich
mir auch selbst an geeignetem Material mein Urteil bereits gebildet,
auch auf die Analogie zwischen Gallen- und Harnsteinbildungen ge-
legentlich hingewiesen, so bedurfte es doch einer umfassenden Untersuchung, um das Gesetzmäßige mit Sicherheit feststellen zu können.

Im nachfolgenden werden die Resultate solcher systematischer
Untersuchungen, deren sich Herr Dr. Kleinschmidt auf meine
Veranlassung hin während seiner hiesigen Assistentenzeit unterzogen
hat, veröffentlicht. Obwohl ich mir bewußt bin, daß noch viele
Fragen ungelöst geblieben sind und noch viel Mühe und Arbeit auf
das Problem der Harnsteinbildung verwandt werden muß, glaube
ich doch, den interessierten Kollegen die vorliegende Arbeit um so
eher zur Berücksichtigung empfehlen zu können, als in ihr nicht nur
die erwähnten Streitfragen eingehend erörtert, sondern die zur Untersuchung gelangten Steine gleichzeitig einer umfassenden quantitativen Analyse im hiesigen physiologisch-chemischen Institut unterzogen worden sind. Auf Grund eines solchen erschöpfend bearbeiteten
Materials, wie es bisher noch nicht vorlag, fühlte sich der Verfasser
berechtigt, zu den verschiedensten Fragen der Pathogenese der Harnsteine Stellung zu nehmen und eine pathogenetische Einteilung derselben aufzustellen, die auch für die Klinik und Therapie nicht ohne
Bedeutung sein dürfte.

Eine solche klinisch-therapeutische Betrachtung muß berücksichtigen, daß man, wie bei den Gallensteinen, so auch bei den Harnsteinen zwischen nichtentzündlich entstandenen und entzündlich entstandenen Steinbildungen scharf unterscheiden muß, daß, wie bei
der Cholelithiasis, das nichtentzündliche Steinleiden eine ebenso wichtige, wenn nicht noch wichtigere Rolle als das entzündliche Steinleiden spielt, daß bei der nichtentzündlichen Steinbildung ebensogut

ein Eiweißgerüst gefunden wird, wie bei der entzündlichen Steinbildung, daß also die Steinbildner und nicht die Eiweißsubstanzen das Maßgebende in der Urolithiasis wie Cholelithiasis sein müssen. Die von mir seit Jahren vertretene Lehre von der nichtentzündlichen Entstehung bestimmter Konkremente hat nun durch neuere Forschungen auf dem Gebiete der Kolloidchemie, ich erwähne nur die Arbeiten von Schade, weitgehende Bestätigung erhalten. So willkommen diese Bestätigung ist, so soll doch schon hier betont sein, daß die kolloidchemischen Studien uns wohl einen Einblick darin gewähren, wie bei der Ausfällung von Krystalloiden oder Kolloiden in einem bestimmten System gegenseitige Beeinflussung stattfindet, aber alle diese Arbeiten haben doch nur zur Anerkennung des aus den pathologisch-anatomischen Forschungen sich ergebenden Grundsatzes geführt, daß die klinisch wichtigen Konkrementbildungen in der Harn- und Gallenblase auf einer Übersättigung der Flüssigkeit mit Steinbildnern beruhen. Für die Versuche, den Eiweißsubstanzen (Fibrin usw.) die führende Rolle zuzuschreiben, lassen sich aus der menschlichen Pathologie keine Beweise beibringen. Denn die Inkrustierungen sind von den echten Steinbildungen scharf zu trennen. Es bleibt also für die klinisch-therapeutische Betrachtung die Frage die wichtigste: Wie kommt es zur Übersättigung der Lösungen mit Steinbildnern? Das ist aber kein reines kolloidchemisches Problem, welches sich im Reagensglasversuch lösen läßt, sondern in erster Linie ein Problem der Stoffwechselstörungen, wenn ich von den absoluten oder relativen Übersättigungen mit Steinbildnern unter dem Einfluß lokaler Entzündungsprozesse absehe.

Für die wichtige Abhängigkeit des nichtentzündlichen Steinleidens von den allgemeinen Stoffwechselstörungen, von der genetischen Bedeutung der nichtentzündlichen Steinbildungen für viele entzündliche Formen hoffen auch die nachfolgenden Ausführungen einige neue oder wenigstens besser gestützte Beweise bringen zu können.

Freiburg, im Juli 1911. **L. Aschoff.**

Inhaltsangabe.

Einleitung.

Da in den beiden grundlegenden Arbeiten der deutschen Literatur von Ultzmann und Ebstein die historische Darstellung der Harnsteinfrage eingehender behandelt ist, möchte ich nur soweit auf dieselbe eingehen, als es nötig ist, um die wichtigsten Streitfragen genügend hervorzuheben. Die schon im Altertum und Mittelalter zum Teil wegen ihrer praktischen Wichtigkeit, andererseits wegen der vorkommenden Kuriositäten viel diskutierte Frage gewann erst ein wissenschaftliches Interesse, als durch Scheele 1776 die Harnsäure als wichtigster Bestandteil chemisch sichergestellt worden war. Die später folgenden chemischen Untersuchungen haben die bunte Mannigfaltigkeit der chemischen Zusammensetzung der Harnsteine nachgewiesen und alle an ihrem Aufbau sich beteiligenden chemischen Elemente klargelegt. Daher bestehen auch im allgemeinen über diese Frage der chemischen Zusammensetzung der Steine heute keine wesentlichen Differenzen mehr, soweit es sich um den qualitativen Charakter handelt. Eine genauere quantitative Analyse der chemischen Bestandteile ist bisher nur vereinzelt, niemals systematisch durchgeführt worden, so daß die Kenntnisse in dieser Beziehung noch als mangelhaft bezeichnet werden müssen. Daher bin ich mit großer Freude an die mir von meinem verehrten Lehrer Professor L. Aschoff gestellte Aufgabe herangetreten, die ganze Steinfrage noch einmal einer genauen Untersuchung zu unterziehen und danke ihm an dieser Stelle für die vielfache Anregung und Unterstützung und die Überlassung des Materials. Es galt hauptsächlich die obenerwähnte Lücke auszufüllen. und das scheint deshalb wichtig, weil aus der quantitativen Zusammensetzung, namentlich der einzelnen Schichten, eine bessere Kenntnis über die Entstehung der Steine zu erwarten ist, und zwar vor allem deswegen, weil manche noch widerstreitende Angaben über die Zusammensetzung besonders der Kerne der Harnsäuresteine, des Harngrieses der Kinder, des Harnsäureinfarktes nur darauf beruhen, daß Mischungen verschiedener Körper vorliegen, die durch die qualitativen Unter-

suchungen nicht genügend erkannt werden können. Leider handelt
es sich hier meist um so geringe Mengen, daß die quantitative Untersuchung auf die größten Schwierigkeiten stößt. Sie soll die Frage
lösen, ob bestimmte Sedimente oder Konkremente vorwiegend aus
reiner Harnsäure, aus harnsaurem Ammonium oder harnsaurem
Natrium bestehen. Gerade die Unterscheidung der beiden letztgenannten Salze unterliegt bei den geringen, oft nur mikroskopisch
erkennbaren Mengen, wie sie z. B. im Harnsäureinfarkt vorliegen,
besonderen Schwierigkeiten, obwohl, wie wir noch sehen werden,
durch eine möglichst exakte quantitative Analyse erst eine volle Ein-
sicht in die Entstehung dieser Infarkte erhalten werden kann. Während diese Frage in der Literatur wegen der Schwierigkeit ihrer
Lösung zurücktritt, hat eine andere von jeher zu den lebhaftesten
Diskussionen geführt. Das ist diejenige nach dem organischen
Gerüst. Ein Teil der älteren Forscher, insbesondere Ultzmann,
leugnete die Gegenwart eines solchen Gerüstes oder hielt sie für be-
langlos. Im Gegensatz dazu gab es andere, welche in der verkitten-
den Eigenschaft eines solchen organischen Gerüstes die notwendige
Bedingung für die Entstehung der Harnkonkremente sah. Das
Studium der Literatur zeigt leicht, daß auch dort, wo das organische
Gerüst unwidersprochene Annahme fand, die Auffassungen über die
Bedeutung des Gerüstes eine ganz verschiedene war. Man könnte
dabei folgende Gruppen unterscheiden.

Die eine Gruppe sieht in demselben etwas ganz Sekundäres, eine
Beimischung, welche die wirr auskrystallisierenden Substanzen erst
nachträglich zu einer kompakten Masse verbindet. Dieser relativ
rohen Auffassung gegenüber vertritt die zweite Gruppe die Ansicht,
daß in dem Harn Eiweißausscheidungen statthaben müssen, welche
als Substrat für die erst sekundär erfolgenden Krystalleinlagerungen
dienen. Die Ablagerung der krystallisierenden Substanzen erfolge
aber nur dann, wenn die Steinbildner in genügender Konzentration
vorhanden sind. Als Hauptvertreter dieser Anschauungen muß aus
der älteren Zeit Meckel angeführt werden, welcher die Produktion der organischen Substanz auf einen Katarrh der harnleitenden
Wege zurückführte, einen Katarrh, welcher aber gleichzeitig eine Über-
produktion von Steinbildnern mit sich führte. Meckel prägte daher
den Ausdruck des steinbildenden Katarrhs im Gegensatz zu den ge-
wöhnlichen Katarrhen der Harnwege, bei welchen keine Steinbildungen beobachtet werden konnten.

Ähnliche Vorstellungen von der Sekretion einer besonderen schleimartigen organischen Substanz seitens der harnleitenden Wege, welche als Substrat für krystallinische Einlagerungen dienen, werden auch von anderen älteren Autoren, insbesondere von Carter vertreten. Die zum Teil unrichtigen Auffassungen wurden erst von Ebstein modifiziert, insofern er nachwies, daß die organische Substanz keineswegs immer von einem schleimbildenden Katarrh der harnleitenden Wege, sondern auch aus der Niere stammen kann. Andererseits lehnt er Meckel gegenüber die Bildung der Oxalsäure als Sekret der Schleimhaut der harnleitenden Wege, also die Existenz eines besonderen steinbildenden Katarrhs ab. Aber auch für Ebstein bleibt, wie die nachfolgenden Darlegungen zeigen werden, für die Genese der Harnsteine die Existenz einer besonderen organischen im Harn auftretenden Gerüstsubstanz die notwendige Voraussetzung für die sekundäre Ablagerung der Steinbildner, die freilich, und das sei hier besonders betont, auch nach Ebstein in besonderer Konzentration vorhanden sein müssen, um zur Ausfällung und Einlagerung in die organische Substanz zu gelangen. Diese besondere organische Substanz, welche die Grundlage aller Steinbildungen darstellt, hat nun nach Ebstein, und das war ein wesentlicher Fortschritt dieser Lehre. eine verschiedene Herkunft, je nach der Art der Steinbildung. Sein großes Verdienst war es, das organische Gerüst nicht nur in den fertigen Steinen, sondern auch in dem Gries und den hantelartigen Gebilden, ja selbst in den feinen Sphäroliten des harnsauren Infarktes der Kinder nachgewiesen zu haben.

Da nun diese Griesbildungen, wie alte und neue und eigene Untersuchungen ergeben. als der Anstoß zu den meisten echten Steinbildungen angesehen werden müssen, so konzentrierte sich nach Ebstein die Frage nach der Steinbildung auf die Frage nach der Bildung organischer Substanzen in diesen Sedimenten und Harnsäureinfarkten. So kam Ebstein dazu, für die Entstehung der besonderen organischen Substanzen folgende drei Hauptgruppen aufzustellen:

Erstens die Bildungen der organischen Substanz in der Niere. Unter diesen Bildungen spielt der Harnsäureinfarkt die Hauptrolle. Nach Ebstein bedingt die reichliche Ausscheidung der Harnsäure infolge ihrer giftigen Wirkung auf das Protoplasma der Epithelien eine Nekrose der die Harnsäure sezernierenden Zellen. In denselben kommt es zu einer sekundären Auskrystallisierung der für den Harnsäureinfarkt charakteristischen Sphärolithen, welche, nach Zerfall der Zellen abwärts geschwemmt, durch Zusammenlagerungen in den Sammelröhren die charakteristischen Zylinder bilden. Er gründet diese Ansicht auf seine gemeinsam mit Nikolaier unternommenen wichtigen Untersuchungen, bei denen das Blut mit harnsaurem Piperacin überschwemmt wurde. Aber nicht nur bei den Neugeborenen spielt die Harnsäure eine solche epithelschädigende Rolle, sondern auch bei Erwachsenen kann sie, und zwar bei der Gicht, durch lokal erhöhte Konzentration mehr oder weniger umschriebene Nekrosen des Nierengewebes bedingen, in denen es gleichfalls sekundär zu Abscheidungen von Uratkrystallen kommt. Durch Ausschwemmung solcher mit den Harnkanälchen in Verbindung stehender nekrotischer Zellmassen soll die Bildung von Harnsedimenten im Nierenbecken erklärt werden. Endlich können auch andere Nierenaffektionen diese Epithelnekrosen und Ausschwemmung in das Nierenbecken veranlassen und dadurch ursächlich für die Bildung des organischen Gerüstes mit sekundärer Ablagerung von Krystallen in Betracht kommen. Die Harnwege spielen nach Ebstein auch eine Rolle bei der Bildung eines organischen Gerüstes von Oxalat- und gemischten Steinen, insofern als hier zwar von einem gröberen Katarrh mit Exsudation und Emigration gewöhnlich keine Rede ist, aber nach seiner Meinung eine epitheliale Abschilferung und Ausscheidung organischer hyaliner Kugeln aus den zerfallenen Epithelien, ein von ihm sogenannter epithelialer Katarrh von wesentlicher Bedeutung ist. Sind diese besonderen organischen Substanzen gegeben, so erfolgt nach Ebstein die Steinbildung dann, wenn der Harn die Steinbildner in genügender Konzentration enthält, so daß sie zur Auskrystallisation gelangen können. Diese Anreicherung der Steinbildner kommt entweder durch besondere Diathese, Harnsäure- oder Oxalsäurediathese oder ammoniakalische Gärung zustande. Wie diese Einlagerung der Steinbildner im einzelnen erfolgt, läßt Ebstein offen. Die Konzentration der harnsteinbildenden Substanzen allein genügt aber keineswegs zur Bildung der Harnsteine, sondern dazu bedarf es immer der organischen Substanz „versiegt diese, so hört das Wachstum der Steine auf" (Seite 128).

Die Ebsteinsche Auffassung ist wohl diejenige, die sich heute der allgemeinen Anerkennung erfreut, wenn auch von Moritz und Pfeiffer bereits Bedenken erhoben worden sind. Diese stützen sich vor allem auf die Tatsache, daß auch jedes gewöhnliche Harnsediment im normalen Harn ein organisches Gerüst besitzt bzw. daß

Harnsäuremassen im Harn, mit wiederholt erneuerten Harnmassen in Berührung gelassen, ein Eiweißgerüst erhalten. Jedenfalls sind diese Bedenken wichtig genug, um trotz der Ablehnung von Ebstein berücksichtigt werden zu müssen. Ebstein betont hauptsächlich den Unterschied zwischen diesen organischen Gerüsten und der Grundsubstanz der Steine, welch letztere im Gegensatz zu ersteren deutliche Eiweißreaktion geben. Bedenkt man aber, daß die verschiedenen Harnsteine sehr verschieden dichte Gerüste besitzen, welche im Wechsel starker Biuretreaktion zum Ausdruck kommen, so erscheint es verständlich, daß die Reaktion an sehr zarten Gerüsten, wie sie Moritz für die Sedimente nachgewiesen hat, so gut wie negativ ausfällt (siehe S. 50 ff). Daß jedenfalls ein primäres epitheliales Eiweißgerüst bei der Bildung der Uratniederschläge innerhalb des lebenden Organismus keine Rolle spielt, ist bereits durch die Untersuchungen von Aschoff gezeigt worden, indem derselbe nachwies, daß beim experimentellen Harnsäureinfarkt der Tiere die Urate durch die Epithelien der Tubuli contorti ohne Nekrose derselben ausgeschieden werden und daß die Nekrose nur vereinzelt und nur dann eintritt, wenn die Epithelzellen in den zur Ausscheidung gelangenden Uraten sozusagen ersticken. Die Hauptmasse der Harnsäure wird in unsichtbarer Form sezerniert und gelangt trotzdem in den unteren Abschnitten der Kanälchen mit einem organischen Gerüst zur Ausscheidung. Noch wichtiger aber sind die Beobachtungen beim Huhn, wo Aschoff durch Ureterenunterbindungen eine massenhafte Auskrystallisierung der Harnsäure innerhalb der Blutbahn erzielen konnte und doch jeder Krystall nach seiner Auflösung ein typisches organisches Gerüst zurückließ, welches in dieser Form im strömenden Blut gar nicht existiert haben konnte. Auch für die Gichtherde ist nachgewiesen worden, daß es sich um keine primären Nekrosen handelt, sondern daß erst die auskrystallisierenden Uratkrystalle durch die mit der Krystallisation verbundene Zustandsänderungen den Tod der Zelle und der Gewebe herbeiführt. Ich verweise hier auf die Arbeiten von Aschoff, Likatscheff und Rosenbach, dessen 1905 erschienene Arbeit die Befunde der früheren vollkommen bestätigt. Nach seiner Ansicht wird die Gichtnekrose, außer durch Druckwirkung der Krystalle, durch die Giftwirkung der Harnsäure und ihrer Salze veranlaßt. In anscheinend „primären" Nekrosen konnte er bei genauerer Untersuchung immer noch Harnsäurekrystalle oder doch die Abdrücke von Krystallen in den nekrotischen Massen nachweisen.

Auch die zu gleicher Zeit wie die Aschoffschen Experimente von Schreiber ausgeführten Untersuchungen über die Auskrystallisierung der Harnsäure in eiweißhaltigen Lösungen scheinen zur Genüge zu beweisen, daß der Krystall sich selbst sein Eiweißgerüst baut und unter Berücksichtigung der Moritzschen Befunde könnte man sagen, daß dieses Gerüst um so stärker ist, je dichter die Eiweißlösung, in welcher die Krystallisation stattfindet. Daher lassen alle diese Befunde den Zweifel berechtigt erscheinen, ob die Ebsteinsche Erklärung die wirkliche Lösung des Rätsels bringt. Jedenfalls haben dieselben auf den Kernpunkt der Frage, wie nämlich die kleinsten mit organischer Substanz ausgerüsteten Niederschläge entstehen, mit aller Energie hingewiesen. Während die ältesten Autoren in der organischen Substanz nur eine verkittende Masse, die späteren, besonders Ebstein, in derselben eine wesentliche Vorbedingung für die Ablagerung steinbildender Substanzen sahen, läßt sich eine dritte Auffassung dahin präzisieren, daß das Auftreten von organischen Substanzen nicht nur die Unterlage zu dem Gerüste abgibt, sondern auch direkt zur Steinbildung führt. Das kann in der Weise geschehen, daß die die Löslichkeit der im Harn in bedeutend größeren Mengen als im Wasser löslichen Stoffe wie Harnsäure, Oxalsäure usw. bedingenden Kolloide (Urochrom, Klemperer, Nucleinsäure und Chondroitinschwefelsäure, Mörner) eine Fällung erleiden. Eine solche Fällung kann durch elektrisch entgegengesetzt geladene Kolloide, z. B. Eiweiß- oder Bakterienaufschwemmungen, die nach anderen Autoren ebenso wirken sollen, eintreten und dadurch die Löslichkeit der schwer löslichen Stoffe so herabsetzen, daß sie ausfallen (Lichtwitz). Es wird also hier die Anwesenheit von Eiweiß im Harn gefordert, das bei gewissen Reaktions- und Aciditätsverhältnissen mit den entgegengesetzt geladenen Kolloiden, hier der Nucleinsäure (das rochrom verhält sich nach Lichtwitz nicht wie ein Kolloid), eine ällung erleidet und dadurch die Harnsäure ebenfalls zum Ausfallen bringt. Sichere experimentelle Beweise für diese Theorie liegen nicht vor.

Der Einfluß der kolloidalen Substanz kann aber auch in anderer Weise gedacht werden. Schade hat durch experimentelle Untersuchungen den Nachweis dafür zu bringen versucht, daß es sich bei den Steinbildungen um Adsorptionsvorgänge in einem mehrphasischen System handelt, in welchem kolloidal gelöste Teilchen nach den Gesetzen der Oberflächenspannung die Krystalloide an ihrer Oberfläche zur dichten Anlagerung bringen, so daß bei etwaiger Ausfällung der Kolloide die krystalloiden Substanzen mitgerissen würden. Diese Fällungen der Kolloide müssen einen irreversiblen Charakter tragen, da die schwere Löslichkeit dafür spricht. Deshalb gehören nach Schade die Bildungen des Harnsäureinfarktes und des Harnsäuregrieses nicht zu den echten Steinbildungen, da sie reversible Niederschlagsbildungen sind, wie die leichte Lösbarkeit derselben im sauren Harn bewiese. Unter den Eiweißkörpern, welche am ehesten zu irreversiblen Niederschlägen führen, gehört die fibrinogene Substanz. Schade hat daher fibrinogene mit krystalloiden Lösungen gemischt und das Fibrinogen durch Fermente zur Fällung gebracht. Das gerinnende Fibrin schlug die krystalloide Substanz mit nieder und durch allmähliche Konzentration des Fibrinkuchens entstand ein steinartiges Gebilde. Nach Schade spielt also eine bestimmte Eiweißsubstanz, welche irreversible Niederschläge zu bilden vermag, bei Gegenwart kristalloider Substanzen die ausschlaggebende Rolle, wobei allerdings gewisse optimale Verhältnisse von Wichtigkeit sind. Die Frage spitzt sich also dahin zu, woher kommen diese gerinnungsfähigen Substanzen im Harn und wie gelangen sie zur Gerinnung? Dabei wäre mit Schade vor allem an die fibrinogene Substanz zu denken, deren Auftreten bei den verschiedensten Entzündungsformen der Niere wiederholt beobachtet und deren Gerinnung zu jeder Zeit leicht eintreten kann, da bei entzündlichen Prozessen auch Fibrinfermente frei werden. Demnach wären also entzündliche Ausschwitzungen, eine genügende Konzentration der harnbildenden Substanzen vorausgesetzt, als das Maßgebende zu betrachten. So verlockend diese Annahme und ihre experimentelle Begründung erscheint, so gewichtige Bedenken müssen gegen dieselbe erhoben werden. Vor allem ist die Bildung einer fibrinogenartigen Substanz als organisches Substrat der Harnsteine durch die bisherigen morphologischen und tinktoriellen Untersuchungen in keiner Weise wahrscheinlich gemacht und gerade umgekehrt sind diejenigen Bildungen, die Schade als reversible ansieht, nämlich die Harnsäureniederschläge bei neugeborenen Kindern als wichtigste Steinkerne immer und immer wieder anerkannt worden. Sehr wenig beweisend sind auch die experimentellen Versuche. Daß sich Fibrin bei reichlicher Anwesenheit krystallisierender Massen zu inkrustieren vermag und überhaupt allerlei Adsorptionserscheinungen zeigt, soll in keiner Weise bestritten werden, ist auch für die Kalksalze längst bekannt; aber die von

Schade erzeugten Gebilde haben auch nicht die geringste Ähnlichkeit mit einem Harnstein, denn in der Struktur der Schadeschen Steine ist und bleibt, wie er auch selbst angibt, das geronnene Fibrin das Formbestimmende. Nach Auflösung der Krystalloide tritt das streifige netzartige Fibringerüst wieder deutlich zutage. In dem Harnsteine wird aber die Struktur durch das Krystalloid bestimmt, dem sich die organische Substanz völlig anpaßt. Daher erscheint es unwahrscheinlich, daß ein primärer Niederschlag kolloidaler Substanzen, welcher Krystalloide durch Adsorption mit niederreißt, das Bestimmende bei der Harnsteinbildung ist, ganz abgesehen davon, daß wir dann vielmehr gleichartige Steinbildungen zu erwarten hätten, jedenfalls die verschiedenartige Zusammensetzung der Steine noch weiterer Hypothese bedürfte. So kommen wir zu der letzten Auffassung der Bedeutung des Gerüstes der Harnsteine, nämlich derjenigen, welche vor 50 Jahren von Rayne angebahnt, von Carter und Ord speziell auf die Harnsteinbildung angewandt, wohl die meiste Berechtigung für sich haben dürfte. Die organische Substanz stellt weder eine zufällige Kittsubstanz noch ein primäres aus besonderen Ursachen entstandenes Substrat für die Harnsteine noch einen besonderen zur primären Gerinnung gelangten und zur Adsorption von Krystalloiden geeigneten Eiweißkörper dar, sondern die organische Substanz ist eine selbstverständliche Beimischung der krystalloiden Ausscheidungen, in der die Krystalloide bei ihrem Übergange aus der Lösung in die feste Phase eine Adsorption vorhandener Kolloide bedingen. Umgekehrt wie bei Schade ist nicht die Eiweißfällung, sondern die Krystallisation das Wichtigste. Diese Krystallisation kann genau so verlaufen, wie in einer wässerigen Lösung, kann aber auch, und das ist sehr gut denkbar, eine Modifikation in dem Sinne erleiden, daß die Krystallbildungen und die die Krystallbildungen begleitenden Umbildungen verlangsamt oder atypisch verlaufen, stets bleibt, und das ist das Wesentliche, die krystalloide Substanz die formgebende, die organische Substanz das im wesentlichen passiv gestaltete. Diese organische Substanz ist keine Schleimmasse als Kitt von den Harnwegen sezerniert, kein pathologischer Eiweißkörper aus untergegangenem Zellmaterial entstanden, keine besondere durch Exsudation in den Harnwegen abgeschiedene Gerinnungssubstanz, sondern in erster Linie das gewöhnliche Eiweiß des Harnes, welches in kaum meßbarer Weise im Harne gelöst durch die adsorbierende Kraft der ausfallenden Krystalloide sichtbar gemacht wird. Somit wäre das

organische Gerüst aller Harnsteine im wesentlichen ein und derselben
Natur und bedürfte gar keiner weiteren Erklärung. Wird zufälliger-
weise der normale Eiweißgehalt des Harnes durch entzündliche Prozesse verändert, so treten auch diese pathologischen Eiweißkörper
in die Bildung der organischen Grundsubstanz ein, indem sie in
gleicher Weise wie das normale Eiweiß niedergerissen werden, und
wenn diese Eiweißkörper von selbst koagulieren wie das Fibrin, so
können sie nicht mehr zur Steinbildung verwandt werden, wohl aber
können sie wie absterbendes und gerinnendes Gewebe zur Inkrustation
führen. Für diese Auffassung sprechen vor allem schon die bereits
erwähnten Beobachtungen von Aschoff, Moritz und Pfeiffer, und
die später folgenden eigenen Untersuchungen sollen auch dieser
Frage gerecht werden:

Welche Bedeutung besitzt das organische Gerüst der Steine?
Ist dasselbe als eine primäre Bildung oder als eine Begleiterscheinung anzusehen?

Eine dritte noch ungelöste Streitfrage, die freilich mit der Frage
der organischen Substanz in innigster Beziehung steht, ist die nach
der Pathogenese der Steinbildungen. Im wesentlichen sind es zwei
Hauptrichtungen, die sich hier gegenüberstehen und die sich kurz dahin zusammenfassen lassen; für die eine Richtung sind es vorwiegend
lokale Bedingungen, für die andere allgemeine Bedingungen, insbesondere Stoffwechselstörungen, welche zur Harnsteinbildung führen.
Während ursprünglich die letztere Annahme die herrschende war und
der Begriff der spezifischen Diathese die Bildungen der Harnsäuresteine, Oxalatsteine, Phosphatsteine leicht zu erklären schienen, ist
diese Anschauung um so mehr in den Hintergrund getreten, als sich
diese Diathesen, wenigstens in der bisher gelehrten Form, als zweifelhaft
erwiesen und der Nachweis besonderer organischer Substanzen sehr
deutlich auf lokale Veränderungen hinzuweisen schien. So entstand
allmählich der Begriff des steinbildenden Katarrhs, der zwar von
Ebstein bekämpft, aber in seinem epithelialen Katarrh eine Art
Wiedergeburt erfuhr und der von Naunyn auf die Gallenwege
und die Gallensteinbildung übertragen, mehr und mehr den entzündlichen Charakter aller Steinleiden, sowohl der Gallen- wie der
Harnwege in den Vordergrund treten ließ. Da aber nicht nur vom rein
wissenschaftlichen, sondern auch vom therapeutischen Standpunkt aus
die Frage der entzündlichen oder nicht entzündlichen Steinbildungen
das größte Interesse besitzt, so ist der lebhafte Streit um diese Frage

vollkommen erklärlich. Hier muß nun besonders betont werden, daß Ebstein, obwohl er in dem Vorhandensein eines organischen Gerüstes die wesentliche Vorbedingung für die Steinbildungen sah, doch als zweiten wichtigen Faktor den nötigen Konzentrationsgehalt des Harnes an den spezifischen Steinbildnern hervorhob. Für die Beurteilung der wechselnden Konzentrationsverhältnisse des Harnes an gelösten Substanzen und deren Bedeutung für etwaige Krystallisationen und Sedimentierungen ist natürlich eine sichere Kenntnis über Herkunft, Art der Ausscheidung, Löslichkeit usw. der einzelnen Harnbestandteile von grundlegender Wichtigkeit. Leider sind wir trotz der fruchtbaren Forschungen auf diesem Gebiete von einer sicheren Kenntnis noch weit entfernt, doch scheint es mir geboten, an dieser Stelle ganz kurz auf die einzelnen Steinbildner und auf die vorher gestellten Fragen so weit einzugehen, als das zur Beurteilung der Lithogenese notwendig ist.

Die **Harnsäure** wurde, wie schon erwähnt, im Jahre 1776 von Scheele zuerst als Bestandteil der Harnsteine erkannt. Sie ist seitdem der Gegenstand unzähliger Arbeiten geworden, weniger wegen ihrer Eigenschaft als Steinbildner, als vielmehr wegen ihres Zusammenhanges mit der Gicht. Wir können uns auch hier auf das Nötigste beschränken, da Wiener 1902 und 1903 ganz ausführlich über alle früheren Arbeiten referiert hat. Zur weiteren Orientierung mögen die Arbeiten von Burian, Schur, Schittenhelm, Horbaczewski, Bloch, Wiechowski, Brugsch, Bezzola, Preti und Izar dienen. Nach Emil Fischer leitet sich die Harnsäure wie das Xanthin, Hypoxanthin, Adenin und Guanin von dem Purin ab. Sie werden daher alle unter dem Sammelnamen „Purinstoffe“ zusammengefaßt. Uns interessiert in erster Linie natürlich die Harnsäure und das Xanthin. Erstere besonders als Hauptbestandteil vieler Harnsteine. Über die Herkunft der Harnsäure sind sich heute die Autoren im Klaren. Sie entsteht durch Oxydation aus den Xanthinstoffen. Die grundlegenden Experimente wurden von Horbazcewski angestellt. Er wies dabei nach, daß Organextrakte besonders von Lebern von Säugetieren bei längerer Digestion unter Luftdurchleitung Harnsäure liefern und daß diese vermehrt wird, wenn den Extrakten Purinbasen zugeführt werden. Ähnliche Versuche nur mit Durchblutung von Organen wurden von Ascoli und Izar, Bezzola, Izar und Preti angestellt. Die Ansicht Wieners, der aus mancherlei Gründen eine Synthese aus Tartronsäure oder Dialursäure und Harnstoff annehmen zu müssen und auch durch Versuche gestützt zu haben glaubt, wurde von Burian eingehend widerlegt. Ein Teil der ausgeschiedenen Harnsäure muß auf Rechnung von mit der Nahrung aufgenommenen Purinbasen gesetzt werden. Wir finden diese hauptsächlich bei Fleischkost, besonders stark in Thymus, Milz und Leber. Burian hat diesen Teil als exogenen bezeichnet. Es wird jedoch auch bei vollkommen purinbasenfreier Nahrung noch Harnsäure im Urin ausgeschieden, und zwar in für dasselbe Individuum konstanter Menge. Diese schwankt nach Burian und Schur zwischen 0,3 und 0,6. Dieser als endogen bezeichnete Anteil ist nun in bezug auf seine Herkunft noch nicht vollkommen festgestellt. Die Theorie Horbaczewskis, daß nur der Zerfall von Leukocyten und anderen Zellkernen den endogenen Anteil verursacht, hat sich nicht halten lassen, dagegen scheint das fortwährend im Muskel entstehende Hypoxanthin dafür verantwortlich gemacht werden zu müssen (Burian). Auf die Oxydation des

Hypoxanthins zu Harnsäure hat übrigens bereits Virchow in seiner Arbeit „Zur pathologischen Physiologie des Blutes" aus dem Jahre 1853 hingewiesen.

Außer den Versuchen, die das durch Messungen der Harnsäureausscheidungen nach Muskelarbeit beweisen, wird es bei Durchströmungsversuchen durch den überlebenden Muskel bestätigt (Burian). Die Oxydation des Hypoxanthins erfolgt vor dem Übertreten in das venöse Blut durch eine Purinbasen-Oxydase des Muskels. Dieser Vorgang findet schon in der Ruhe statt, wird aber durch Muskelarbeit bedeutend gesteigert. Wieweit die Theorie Horbaczewskis für die Fälle, bei denen ein bedeutender Zellzerfall stattfindet, wie bei der Leukämie, in Betracht kommt, muß noch entschieden werden.

Ein Teil der im Organismus entstandenen Harnsäure wird von diesem wieder zerstört und auf eine Behinderung dieser Funktion gründet sich zum Teil die Gichttheorie, wie sie von Burian, Brugsch und Schittenhelm verfochten wird. Diese Uricolyse soll bei Carnivoren hauptsächlich von der Leber, bei Pflanzenfressern und den Menschen von den Nieren, durch ein Ferment bewirkt werden. Beim Menschen ist das Harnsäurezerstörungsvermögen geringer als bei anderen Säugetieren (Burian und Schur). Daß diese letzten Fragen für die Harnsteinbildung in Betracht kommen, scheint sehr unwahrscheinlich, da es sich dabei sicher nicht um Purinstoffwechselstörungen handelt.

Über das Verhalten der Harnsäure im Blute haben wir seit den letzten Jahren genauere Kenntnis. Gudzent konnte beweisen, daß die Harnsäure nur als Mononatriumurat im Blute kreist. Es wurde dabei eine leichter und eine schwerer lösliche Form festgestellt.

Da es sich nun, wie wir sehen werden, bei den meisten Steinen, besonders den größeren fast immer um reine Harnsäure handelt, so muß sich unser ganzes Interesse darauf richten, unter welchen Umständen die reine Harnsäure im Harn zum Ausfallen kommt oder ob sie etwa schon durch die Nierenepithelien in nennenswerter Menge in reiner Form ausgeschieden werden kann. Was das Ausfallen der Harnsäure im Urin betrifft, so wurde bisher allgemein angenommen, daß das Mononatriumurat des Urins durch das saure Mononatriumphosphat in Lösung gehalten, durch Entziehung des Natriums als Harnsäure ausgefällt wird. Das Mononatriumphosphat soll sich leicht, z. B. unter dem Einfluß der Abkühlung des gelassenen Urins in Dinatriumphosphat verwandeln, wobei die saure Reaktion des Harnes abnimmt. Durch diese Umwandlung wird dem Mononatriumurat das Natrium entzogen und die reine Harnsäure kommt zum Ausfallen. Die Entziehung des Natriums ist dabei das Wesentliche. Eine andere Theorie, die insofern sogar wahrscheinlicher ist, als der Harn dabei seine saure Reaktion nicht vermindert, ist von Küttner und Weil aufgestellt worden. Sie nehmen an, daß eine Verminderung der alkalischen Komponenten des Natriumphosphats durch zu große Armut an Mineralsalzen der Nahrungsmittel die Verhältnisse im Urin so ändert, daß dem Mononatriumurat das Natrium entzogen und die Harnsäure zum Ausfallen kommt. Umber fordert in seinem Lehrbuche ebenfalls eine saure Reaktion für das Auftreten der freien Harnsäure im Harn, und die folgende Ausführung, die von der Beteiligung der Kohlensäure bei der Ausfällung der Harnsäure handelt, basiert auf demselben Gedanken. Nach His und Paul kann die Kohlensäure nämlich trotz kleinerer Dissoziationskonstante die Harnsäure aus einer wässerigen Aufschwemmung von Mononatriumurat zum Ausfallen bringen. Die Gründe dafür liegen in der bedeutend größeren Löslichkeit der Kohlensäure (Gudzent)[1].

---

[1] „Ein Mol. Harnsäure löst sich erst in 6636 l Wasser, 1 Mol. Kohlensäure dagegen schon in 44 l. Die Konzentration der H-Ionen in einer gesättigten Kohlen-

Ob die genannten Harnsäureabscheidungsvorgänge auch im Organismus vorkommen, ist nicht bewiesen, doch nicht von der Hand zu weisen, da wir ja freie Harnsäurekrystalle sowohl in der Niere, als in der Blase finden.

Alle diese Theorien haben mehr eine Bedeutung für das Wachstum der einmal vorhandenen Harnsäuresteine. Eine letzte Annahme, die bei der Entstehung der Harnsäureinfarkte, die zweifellos für die erste Entstehung von Steinkernen die größte Rolle spielen, in Betracht kommt, sei hier nur kurz erwähnt, da sie später bei der Besprechung der Pathogenese genauer ausgeführt werden soll. Es handelt sich dabei um die wohlbegründete Annahme, daß infolge einer übermäßigen Harnsäureausscheidung, wie wir sie z. B. bei der Leukämie und dem Harnsäureinfarkt des Neugeborenen finden, der Grund zur Steinbildung gelegt wird. Die Harnsäure fällt dann besonders an den Stellen, an denen die Lösungsbedingungen an sich schon schlecht sind, nämlich in der Marksubstanz, wo, wie heute wohl feststeht, eine Rückresorption der Harnflüssigkeit mit Eindickung des Harns stattfindet, aus. Außer dieser Eindickung, die sicherlich die Lösungsbedingungen schon verschlechtert, wird die Harnsäure in solchen Mengen im Verhältnis zum Mononatriumphosphat ausgeschieden, daß sie unmöglich dadurch in Lösung gehalten werden kann. Daher finden wir bei diesen Infarkten Uratkugeln und freie Harnsäurekugeln in großer Menge in den Sammelröhren. Das sind aber auch die Bestandteile der meisten Harnsäuresteinkerne.

Eine große Bedeutung wurde von vielen früheren Autoren der sog. harnsauren Diathese für die Steinbildung zugemessen. Auch heute können wir das Vorkommen solcher Diathesen nicht leugnen. Es sind unzweifelhafte Fälle beschrieben, wo Menschen, die sonst keine Krankheitserscheinungen zeigten, auch bei purinfreier Nahrung Harnsäuremengen ausschieden, die das normale Maß um ein bedeutendes überschritten. Bei purinreicher Kost wurden von einem solchen Manne bis 3 g täglich zur Ausscheidung gebracht. (Rosenfeld und Orgler, zit. nach Magnus-Levy, v. Noorden, Handbuch I, 128.) Wie weit wir diese Diathese berücksichtigen müssen, soll im Kapitel über die Pathogenese behandelt werden.

Es sei hier noch auf die Bedeutung des Harnstoffes hingewiesen, da auch er für die Harnsäurelöslichkeit von noch nicht ganz aufgeklärter Bedeutung ist.

Neben der freien Harnsäure finden wir in den meisten Harnsäuresteinen, und zwar besonders in Kernen, geringe Mengen von Uraten. Obwohl wir nun eigentlich nach den Arbeiten von Gudzent annehmen müssen, daß das Mononatriumurat als solches ausgeschieden auch eine bedeutende Rolle bei der Steinbildung spielen müßte, finden wir praktisch das Natriumurat nur in so geringen Mengen, daß es überhaupt nicht in Betracht kommt. Dagegen beobachteten wir häufiger das Ammoniumurat, allerdings meist auch spärlich im Verhältnis zur reinen Harnsäure. Die größten Mengen von Ammoniumurat finden wir in den Steinen der kleinen Kinder, den locker aufgebauten Steinen Erwachsener und in den Steinkernen aller möglichen anderen Steine. Dasselbe gilt auch für den Harnsäureinfarkt des Neugeborenen und des Erwachsenen, die beide als Hauptanstoß zur Steinbildung gelten müssen. Wir sind daher gezwungen, für diese Fälle eine Ausscheidung reiner Harnsäure in den Harnkanälchen anzunehmen und das Ammoniak nur als sekundäre Erscheinung aufzufassen. Es ist nämlich schon lange bekannt und durch Experimente festgestellt, daß das Ammoniak als Neutralisator freier Säuren eine bedeutende Rolle spielt. Es handelt sich dabei um Acidosen infolge von Säuren, die körperfremd sind, wie z. B.

---

säurelösung ist daher im Verhältnis zu derjenigen der gesättigten Harnsäurelösung und mit Rücksicht darauf, daß die Dissoziation der Harnsäure durch die in Lösung befindlichen Harnsäureanionen des Natriumsalzes bedeutend zurückgedrängt wird, groß genug, um die Harnsäure in fester Form auszuscheiden." Gudzent.

die β-Oxybuttersäure, während solche, die schon normale Harnbestandteile sind, nie so vermehrt werden, daß die Neutralisationskräfte der fixen Alkalien versagen und Ammoniak zur Neutralisation ausgeschieden würde. Dieses Ammoniak, das beim Abbau der Proteine gebildet wird, wird der Umwandlung in Harnstoff entzogen. Obwohl die Harnsäure als normaler Harnbestandteil nach Samuely nicht zu solchen Acidosen führt, daß die fixen Alkalien versagen, bleibt doch die Frage offen, ob nicht doch in einzelnen Fällen, z. B. bei der massenhaften Ausscheidung der Harnsäure bei der Leukämie und dem Harnsäureinfarkt des Neugeborenen, wobei es sich noch dazu jedenfalls um reine Harnsäure handelt, die einen bedeutenderen Säuregrad als das Mononatriumurat besitzt, die Grenze überschritten wird, bei der die fixen Alkalien versagen und das Ammoniak vikariierend einspringt, da wir bei diesen Affektionen neben der freien Harnsäure größere Mengen von Ammoniumurat vorfinden.

Bei magendarmkranken Kindern kommt noch eine andere Quelle für das Ammoniak zustande. Es tritt auch hier an Stelle der fixen Alkalien zur Neutralisation der durch übermäßige Fettnahrung gesteigerten Phosphorsäure im Harne auf. Die fixen Alkalien sind nicht zur Verfügung, da eben diese Fettnahrung eine stark vermehrte Ausscheidung der fixen Alkalien durch den Darm veranlaßt (Czerny und Keller).

Außer in den vorgenannten Fällen finden wir das Ammoniumurat häufig in gemischten Steinen schichtweise oder wirr mit den Produkten des ammoniakalisch gärenden Urins vermischt. Hierbei ist die Herkunft des Ammoniaks nicht fraglich, da der zersetzte Harnstoff die Quelle darstellt.

Die reine Harnsäure findet sich in Steinen nie in reiner Wetzsteinform. Sie bildet vielmehr jene groben rechteckigen Krystallformen, die man nach Zusatz von verdünnter Salzsäure im normalen Urin bei langsamer Krystallisation beobachtet. Diese groben Krystalle sind aus lauter einzelnen feinen Nadeln, die mit ihren Längsseiten aneinander gelagert sind, zusammengesetzt. In seltenen Fällen tritt die Harnsäure auch in kleinen, den Uratkugeln ähnlichen Gebilden auf. So finden wir sie neben den Ammoniumuratkugeln in Harnsäureinfarkt in den kleinen Steinen der Kinder und in Steinkernen. Sie lassen sich auf Dünnschliffen leicht dadurch von den letzteren unterscheiden, daß sie sich nach Zusatz von verdünnter Salzsäure nicht verändern.

Die obenerwähnten groben Krystalle lagern sich in der Richtung des Steinradius aneinander und bilden dadurch mehr oder weniger deutlich abgrenzbare Schichten (Tafel 1 und 3 a und b). Durch diesen Aufbau kommt die radiäre Streifung und konzentrische Schichtung der Steine zustande. Die radiäre Streifung verschwindet beim Auflösen der Harnsäure in verdünnter Lauge, während die konzentrische Schichtung meist erhalten bleibt. Eine wirr krystallinische Form, wie sie Ebstein beschreibt, konnte ich an guten Dünnschliffen nicht beobachten. Sie kommt erst als Kunstprodukt bei sehr dünnen Schliffen infolge von Zertrümmerung der aneinander gelagerten spröden Krystalle beim Schleifen zustande.

Die Harnsäure und ihre Salze werden leicht durch die Murexidprobe nachgewiesen. Unter dem Mikroskope kann außer der typischen Form der Krystalle eine mikrochemische Unterscheidung Gewißheit bieten. Harnsäure und ihre Salze lösen sich leicht in verdünnter Kalilauge. Die Urate (besonders Natrium und Ammoniumurat kommen in Betracht) lösen sich in verdünnter Salzsäure unter Bildung von typischen Wetzsteinformen der Harnsäure, die in verdünnter Salzsäure unlöslich ist. Das Ammoniumurat bläut nach Zusatz von Sodalösung im Uhrschälchen durch Freiwerden von Ammoniak darüber aufgehängtes feuchtes rotes Lakmuspapier.

Das Ammonium- und Natriumurat bildet im Sediment wie in Steinen kleine stark lichtbrechende gelbe Kugeln, die meist zu mehreren aneinander gelagert sind. Sind die Formen etwas größer, so weisen sie eine deutlich radiäre Streifung auf. Nach

Auflösung des Urates in verdünnter Natronlauge bleibt das organische Gerüst in gleicher Größe und Form zurück. Doch ist auch hier die radiäre Streifung geschwunden. Nach Zusatz von verdünnter Säure löst sich das Urat im Gegensatz zur reinen Harnsäure ebenfalls auf und die reine Harnsäure schießt rings um die Kugeln in mehr oder weniger reiner Krystallform auf.

Auf das **Xanthin** als Steinbildner wurde schon oben hingewiesen, ebenso auf den Zusammenhang desselben mit der Harnsäure und den Purinbasen. Für das Auftreten und die Entstehung des Xanthins gilt also ungefähr dasselbe. Es kommt ständig in geringer Menge im Urin vor, kann aber nach angestrengter Muskelarbeit, wenn dem Organismus keine Zeit gelassen wird, es zur Harnsäure zu oxydieren, in größerer Menge ausgeschieden werden. Diese Mengen genügen wohl, um das zeitweise Vorkommen von Xanthin in Harnsäuresteinen zu erklären. Als reines Xanthin kommt es nur sehr selten zur Beobachtung und die Fälle sind heute noch zu zählen. Bei Ebstein, der selbst keinen Fall beobachtete, sind zwei oder drei erwähnt. Eigene Beobachtungen darüber stehen uns leider nicht zu Gebote.

Das reine Xanthin ist ein farbloses Pulver, das Wachsglanz besitzt, der auch in Steinen beobachtet wird. Die Steine haben, wie die Harnsäuresteine, meist eine gelbe bis gelbrote Farbe. Es ist in Wasser und verdünnten Säuren schwer löslich, leicht in Alkalilauge und Ammoniak, letzteres im Gegensatz zur Harnsäure. Aus schwach alkalischer Lösung scheidet es sich in glänzenden, farblosen rhombischen Blättchen ab.

So genau wie wir heute über die Herkunft der im Urin auftretenden Harnsäure und des Xanthins orientiert sind, so wenig Bestimmtes wissen wir über die **Oxalsäure.** Sie kommt dauernd im Urin zur Ausscheidung, aber nur in geringen Mengen und immer als Calciumoxalat, das unlöslich in Wasser und Essigsäure, löslich in Salzsäure ist. Wir müssen auch hier einen exogenen und einen endogenen Anteil unterscheiden. Der exogene ist wohl bei weitem der größere. Oxalsäure findet sich in vielen tierischen und vegetabilischen Nahrungsmitteln. Der endogene wird nach neueren Autoren (Lommel, Stradomsky, Klemperer und Tritschler) aus den Zersetzungsprodukten von Eiweißabkömmlingen gebildet. So wurden Oxalsäurevermehrungen durch Fütterung mit Glykokoll und Kreatinin von den letztgenannten Autoren beobachtet.

Für das Auftreten in größeren Mengen im Urin hat man an eine Entstehung durch Zersetzung der Harnsäure gedacht. Dieser Vorgang ist chemisch leicht erklärbar. Harnsäure wird durch Salpetersäure in Alloxan und beim Erwärmen in Parabansäure und Kohlensäure gespalten und oxydiert. Aus Parabansäure wird durch Wasseraufnahme Oxalursäure und aus dieser ebenfalls durch Wasseraufnahme Oxalsäure und Harnstoff.

Nach Salkowski ist auch eine oxydative Bildung von Oxalsäure durch Eisenchlorid möglich. Ob ein derartiger Vorgang im Harn möglich ist, ist nicht festgestellt. Doch wurde Harnsäure, die mit Organbrei digeriert wurde, zum Teil zu Oxalsäure zersetzt und auch der frische Harn besitzt dieses Vermögen (Salkowski und Cipollina, Klemperer und Tritschler). Die Autoren leiteten frisches Blut in eine bestimmte Harnsäurelösung und beobachteten schon nach einer Stunde Verminderung der Harnsäure und das Auftreten neugebildeter Oxalsäure durch Fermentwirkung. In Harnsteinen scheint das häufige abwechselnde Vorkommen von Uraten und Oxalaten für eine solche Entstehungsmöglichkeit der Oxalsäure zu sprechen. In derselben Schicht werden die beiden nie gefunden, sondern nur scharf getrennt nebeneinander in verschiedenen Schichten. Eine weitere Möglichkeit der Entstehung der Oxalsäure im Harn wird von manchen Autoren, z. B. Huppert, durch oxydative Spaltung der Harnsäure durch Bakterien angenommen. Experimentell ist diese Ansicht nicht begründet, doch fand Luzzato die Oxalsäure im Harn nach langem Stehen stark vermehrt. Es wurde auch schon früher Oxalsäurebildung durch Fadenpilze auf Kulturen einiger Aminosäuren (Klebs unb Abderhalden) und bei Infektion mit Strepto- und Staphylokokken beobachtet (Arth. Mayer). Klemperer und Tritschler weisen darauf hin, daß es sich dabei wohl um denselben Prozeß handelt wie bei ihren Blutversuchen, da viele chemische Umsetzungen, die von Bakterienfermenten bewirkt werden, auch durch Zellfermente bewerkstelligt werden können.

Wie schon erwähnt, scheidet sich die Oxalsäure immer als Calciumoxalat ab. Die geringen Mengen werden ebenfalls zum Teil durch das saure Mononatriumphosphat in Lösung gehalten und kommen bei Abnahme der sauren Reaktionen des Harnes zum Ausfallen. Eine noch größere Rolle kommt nach Klemperer und Tritschler der Magnesia und ihrem Verhältnis zum Kalk zu, so zwar, daß ein hoher Gehalt an Magnesia und ein geringer an Kalk die günstigsten Lösungsbedingungen bietet.

Es bildet im Sediment größere und kleinere sehr ausgeprägte tetragonale Octaeder, deren eine Achse etwas kürzer ist als die beiden anderen (Briefkuvertform). Sie sind immer scharf ausgebildet und immer wasserklar. Seltener finden sich auch den Sargdeckelformen der phosphorsauren Ammoniakmagnesia ähnliche prismatische Formen. Tritt eine langsame Krystallisation ein, so scheiden sich auch manchmal Blättchen ab mit eingedelltem Zentrum. Oft finden wir dann auch meist gelbgefärbte Kugeln und Doppelkugeln (sogenannte Hantelformen Dumbbells), die bei starken Vergrößerungen sich ähnlich wie die Uratkugeln in radiär gestellte feine Nadeln auflösen lassen. Diese Nadelformen sind auch für den in der Niere auftretenden oxalsauren Kalk charakteristisch, und wir finden oft als Krystallisationspunkt größerer Abschnitte von Calciumoxalat solche einzelnen Kugeln, um die sich schichtweise die feinen Nadeln radiär gestellt gruppieren. Die typischen Briefkuvertformen sind in Steinen nicht beobachtet worden.

In Steinen kann Calciumoxalat, das sich durch seine dunkelbraune Farbe und feine Schichtung auszeichnet, kaum mit anderen Steinbildnern verwechselt werden (Tafel 9). Außerdem unterscheidet es sich von Uraten, wenn es wie diese in kleinen radiär gestreiften Kugeln auftritt, durch Unlöslichkeit in Essigsäure. Auch von Phosphaten, die alle in Essigsäure löslich sind, ist es dadurch leicht zu unterscheiden.

Das **Cystin,** 1810 von Wollaston entdeckt, ist ein schwefelhaltiges Abbauprodukt des Eiweises. Es kommt ebenfalls in geringen Mengen in normalen Harnen vor (Stadthagen, Abderhalden). In reichlichen Mengen wird es bei Phosphorvergiftung darin beobachtet. Die Cystinsteinbildung ist an die Cystinurie geknüpft. Diese wird als Familiendisposition nicht zu selten beobachtet. Ebstein erwähnt schon 63 Fälle. Es handelt sich dabei um eine Anomalie des Eiweißstoffwechsels, bei der das Cystin nicht weiter abgebaut wird, während man früher annahm, daß es im Darm abgespalten und nur im Harn ausgeschieden werde. Es kann dabei zu sehr ausgedehnten Ablagerungen von Cystin in allen Organen kommen, wie das der von Abderhalden beschriebene Fall zeigt. In Steinen, die wie die Xanthin- und Oxalatsteine selten sind, kommt es in der Regel allein vor, doch wurde es auch als Kern von Entzündungssteinen beobachtet. Es ist unlöslich in Alkohol, Äther und Essigsäure. Schwer löslich in kaltem Wasser, leicht löslich in Mineralsäure, Alkalien und Ammoniak. Aus letzterer Lösung scheidet es sich in reinem Zustande nach dem Verdunsten des Ammoniaks in sechsseitigen Tafeln aus. In solchen Formen finden wir es auch im Harnsediment und selbst in Dünnschliffen (Tafel 3 e) durch Cystinsteine lassen sich diese Sechseckformen deutlich nachweisen. Es fällt im sauren Harn aus und bildet meist nur kleine Steine.

Phosphate kommen dauernd im Urin vor. Die Phosphorsäure, meist an Calcium oder Magnesium gebunden, entsteht hauptsächlich bei der Zerlegung der Nucleoproteide bzw. deren Nucleinsäure liefernden Anteilen und der Phosphatide. (Über die Lösungsverhältnisse der Salze im Blut siehe die Hofmeistersche Arbeit.) Die Phosphate sind löslich in Essigsäure und Mineralsäure. Sie kommen vor als krystallisiertes Calciumphosphat in stark saurem Urin oder als amorphes Calcium- und Magnesiumphosphat und als phosphorsaure Ammoniakmagnesia. Das erste Salz bildet nur selten Steine. Die drei letzten sind sehr häufige Bestandteile. Ihr Auftreten in größeren Mengen ist immer an die alkalische Reaktion des Harnes geknüpft. Eine solche Reaktion kann schon durch länger dauernden reichlichen Genuß vegetabilischer Nahrungsmittel bewirkt werden und beim Vorhandensein eines Steinkernes zur Steinbildung führen. Tritt die phosphorsaure Ammoniakmagnesia in den Vordergrund, so ist das wohl nur infolge einer durch bestimmte Bakterien veranlaßten ammoniakalischen Harngärung möglich. Bei dieser kommen auch die anderen phosphorsauren und kohlensauren Salze zum Ausfallen, so daß sie immer nebeneinander beobachtet werden. Das krystallisierte Calciumphosphat bildet verschieden große, rhombische, keilförmige, wasserklare Krystalle, die sich häufig mit den spitzen Enden fächerartig aneinander lagern. So werden sie auch in Steinen angetroffen (Tafel 14a). Durch die Löslichkeit in Säuren lassen sich diese Krystalle, die vielleicht mit Harnsäurekrystallen verwechselt werden könnten, leicht von diesen unterscheiden.

Das amorphe Calciumphosphat bildet kleine wasserklare Kugeln, die zu kreidigen Massen vereinigt sind. Makroskopisch und mikroskopisch haben sie große Ähnlichkeit mit dem kohlensauren Kalk. Bei der Auflösung in verdünnter Essig- oder Salzsäure fehlt aber die für das Carbonat charakteristische Kohlensäureentwicklung.

Die phosphorsaure Ammoniakmagnesia fällt im Sediment in den bekannten meist gut ausgebildeten wasserklaren Sargdeckelformen aus. In Steinen bildet sie, wenn sie rein vorkommt, was sehr selten ist, sehr feine lange Nadeln, die sich radiär anordnen und auf Dünnschliffen ein sehr charakteristisches Bild darstellen (Tafel 16). Ist sie mit anderen Steinbildnern gemischt, was das häufigste ist, so finden wir auch manchmal reine Krystallformen.

Mit den Phosphaten zusammen finden wir in allen Fällen das Calciumcarbonat, das ebenfalls in alkalischem Urin zum Ausfall kommt. Carbonate sind im Blut und Harn immer in größeren Mengen vorhanden. Reine Carbonatsteine kommen bei Tieren (Pflanzenfressern) häufig vor. Sie sind wie die Oxalatsteine fein geschichtet. Sie sollen später genauer behandelt werden. Beim Menschen sind von Ebstein und auch von uns keine beobachtet worden. Doch werden von Ebstein einzelne Angaben früherer Autoren angeführt.

Was die ausschließliche Beteiligung dieser Carbonate an der Steinbildung betrifft, so wurde meist vergeblich nach einer Erklärung dafür gesucht. Klebs, der mehrere Fälle beobachtete, führt als Grund eine Infektion des Harnes mit Leptothrix an, welcher die Eigenschaft haben soll, den in Kalksalzen an stärkere Säuren gebundenen Kalk als Carbonat niederzuschlagen. So soll aus dem phosphorsauren Kalk das Calciumcarbonat entstehen. Für die Fälle, in denen Carbonate neben phosphorsaurem und oxalsaurem Kalke vorkommen, nimmt Ebstein folgende Erklärung an. Das kohlensaure Ammoniak des ammoniakalisch gärenden Harnes verwandelt einen Teil des oxalsauren Kalkes in kohlensauren Kalk, während oxalsaures Ammoniak in Lösung geht.

Neben diesen Hauptbestandteilen der Harnsteine kommen als Beimengungen noch vielerlei Substanzen vor, die aber praktisch vernachlässigt werden können. Es sind zu nennen:

Das Magnesiumphosphat, das ebenfalls im alkalischen Urin ausfällt und rhombische Tafeln bildet, die sich mikroskopisch durch Zusatz einer 20proz. wässerigen Lösung von Ammoniumcarbonat leicht von den Krystallen der phosphorsauren Ammoniakmagnesia und des Calciumphosphats unterscheiden lassen. Erstere bleibt dabei unverändert, letzteres bildet Kügelchen, die am Glase haften. Die Magnesium-phosphatkrystalle werden rauh und zerfressen (Tollens und Stein, Hoppe-Seylers Handbuch). Das **Calciumsulfat** kommt nicht in Steinen vor. Das **Ferriphosphat** ist mit den üblichen Eisenreaktionen nachweisbar. Sehr selten sind **Kieselsäure** (Ebstein), **Urostealith** (Heller, Horbaczewski, Kukula), **Cholesterin** (Ebstein, Horbaczewski, Güterbock und Kukula), **Hämatoidin, lithursaures Magnesium** (Roster), **Eiweiß, Fibrin, Blut, Bakterien** (Klebs, Schmorl, Jores) und als Ein-schluß **Indigo.**

Was die Cholesterinsteine betrifft, so sind nur wenige Fälle bekannt und bei der überwiegenden Mehrzahl läßt sich die Entstehung derselben in der Gallenblase und sekundäres Auftreten auf pathologischem Wege in der Harnblase nachweisen, wie bei den drei von Güterbock beschriebenen Fällen. Bei einem derselben wurde auf dem Sektionstische der Weg festgestellt, da die in die Länge gezogene Gallenblase mit dem Urachusreste in Verbindung stand. Ähnliche Vorgänge pathologischer Natur werden wohl auch für die meisten anderen beschriebenen Cholesterinsteine gelten, so daß wir diese Steine nicht als wahre Harnsteine bezeichnen dürfen. Bei Ebstein sind zwei Fälle erwähnt, bei dem einen weiß er keine näheren Angaben, der andere (11 kleine weiche und schmierige Konkremente) stammte aus dem Nierenbecken einer eitrig entzündeten Niere. Ein weiterer Fall, der jedoch bezüglich seiner Pathogenese nicht aufgeklärt ist, ist ein Blasenstein, den Horbaczewski und Kukula beschrie-ben haben. Es wird für ihn, trotzdem es sich um einen fast reinen Cholesterinstein (95,84%) handelt, von Kukula ein renaler Ursprung angenommen. Ein sicherer solcher Ursprung liegt nur für die bei Ebstein erwähnten Steine vor, da sie im Nieren-becken gefunden wurden. Hier lag aber eine ausgedehnte Eiterung vor und der Be-fund von Cholesterin ist dabei nichts Seltenes. Nicht viel sicherer als die Angaben über die Cholesterinsteine sind die über Konkremente aus Fettstoffen. Die ersten beschrie-benen derartigen Steine stammen aus der Sammlung des Londoner Museums. Über ihre Ätiologie wurde angenommen, daß bei dem Patienten Blasenspülungen mit Seifenlösungen vorgenommen worden waren, deren Fettsäuren mit den Urinbestand-teilen einen Seifenkern gebildet hätten, der sie mit einem Phosphatmantel umgab. Außer diesen sind noch einige seltene Fälle erwähnt und Heller, der auch einige solcher Steine beschreibt, bezeichnete diese Substanz als Urostealith. Ihr Vorkommen wird von anderen Autoren, besonders von Ultzmann bestritten. Dieser letztere, der die Hellerschen Steine später noch genauerer Untersuchung unterzog, kam zu der Überzeugung, daß es sich dabei um Körper gehandelt habe, die durch den Ge-brauch von alten Spritzen oder Kathetern in die Blase gelangt seien.

Kukula führt einen Fall an, der als Beweis für die natürliche Art der Entstehung dieser Steine dienen könnte. Es handelte sich dabei um eine in der Harnröhre ein-geführte Wachskerze, die zur Entzündung und nachfolgender Steinbildung geführt hatte. Eine ähnliche Ätiologie hat ein sogenannter Urostealith, den Krükenberg analysiert hat und der aus Paraffin bestand, das von einem Paraffinstabe abgebrochen war. Eine solche natürliche Erklärung läßt sich jedoch sicher nicht für alle Fett-konkremente geben, wie aus dem von Horbaczewski beschriebenen Konkremente, das 85% in Äther lösliche Stoffe enthielt, hervorgeht. Horbaczewski lehnt eine den obengenannten ähnliche Ätiologie ab, ohne jedoch eine bestimmte eigene an-geben zu können.

Wie schon oben erwähnt, sind die positiven Angaben über Eiweiß-, Fibrin-, Blut- und Bakterienkonkremente, abgesehen davon, daß man sie eigentlich kaum zu den Steinen rechnen darf, sehr spärlich. Positive Angaben über Eiweiß, Fibrin bzw. Amyloid machen Peipers, Morawitz u. Adrian, Askanazy, Gage und Beal. In den Fällen der beiden ersten Autoren handelt es sich um ausgedehnte Cystennieren.

Die Konkremente sind geschichtet und mit dem Messer schneidbar und liegen fast ausschließlich in den Cysten der Niere. Peipers fand ein solches Konkrement auch im Nierenbecken um einen Harnsäurekern gebildet und nimmt an, daß das Konkrement sich allmählich mit Harnsäure inkrustieren und so einen Stein bilden könne.

Askanazys Konkremente waren ohne unorganische Substanz. Er knüpft die Bemerkung an seinen Befund, daß solche Konkremente in das Nierenbecken durchbrechen und die Ursache zur Steinbildung abgeben könnten. Bakterienkonkremente sind von Schmorl in zwei Fällen beschrieben. Es handelt sich bei beiden um das Bakterium coli, das in einem Falle bis zu 60 wachsartige geschichtete Konkremente im Nierenbecken gebildet hatte. Sie bestanden in den inneren aus meist abgestorbenen, kaum färbbaren radiär angeordneten Stäbchen. In den äußeren Schichten waren die Bakterien noch lebend. Sie lagen in einem aus feinen Fasern bestehenden organischen Gerüst, ohne sich mit steinbildenden Substanzen inkrustiert zu haben. Hier wäre vielleicht noch die Steinbildung bei der Bilharzia-Cystitis zu erwähnen, obwohl es sich dabei mehr um Inkrustierungen nekrotischer Schleimhautstücke der Blase handelt.

Anschließend an diese Darstellung der einzelnen Steinbildner sei noch kurz die Frage der sogenannten Diathesen erwähnt. Während man früher geneigt war, gerade in der Gicht, der Oxalurie und Phosphaturie charakteristische Formen der Diathesen zu erblicken, bei welchen im einen Falle dauernd ein Überschuß von Harnsäure, im anderen ein Überschuß von Phosphaten oder Oxalaten produziert und ausgeschieden würde, haben gerade neue Untersuchungen gezeigt, daß es sich hier wenigstens zum Teil um ganz andere Dinge handelt.

Bei der Gicht handelt es sich, wie schon erwähnt und wie später noch einmal genauer gezeigt werden soll, um Störungen im Purinstoffwechsel, wodurch die Harnsäurebildung und Ausscheidung und oft auch die Niere geschädigt ist. Bei der Harnsteinbildung ist davon nicht die Rede, da ja große Mengen von Harnsäure ohne Schädigung der Niere zur Ausscheidung gelangen. Der Oxalurie kommt die Bezeichnung als selbständiges Krankheitsbild nicht zu, sondern es handelt sich dabei nach Ansicht der neueren Forscher (Klemperer und Tritschler) um Verhältnisse, die die Lösungsbedingungen des oxalsauren Kalkes verschlechtern (siehe S. 15.) Die Phosphaturie wird in der Regel durch Reaktionsänderungen des Urins veranlaßt, die nach Neuberg durch eine relative Zunahme der Alkalien, oder durch relative Abnahme der Säuren im Urin bedingt ist. Erstere kommt durch Nahrung, die reich an kohlensauren Alkalien, Alkalisalzen der Pflanzensäuren oder Alkalialbuminaten ist, zustande. Ebenso wirken Kalk und Magnesia.

Eine vorübergehende Abnahme der Säure des Harnes wird regelmäßig nach stark eiweißreicher Nahrung infolge der reichlichen Salzsäuresekretion des Magens beobachtet. Die nervösen und juvenilen Phosphaturien sind nicht vollständig aufgeklärt.

Zu den echten Diathesen, d. h. dauernden bestimmt gerichteten Änderungen des Stoffwechsels gehört unzweifelhaft die Xanthin- und Cystindiathese (siehe oben). Eine vorübergehende, jedenfalls für einen kurzen Abschnitt des Lebens bestehende Diathese ist die vermehrte Ausscheidung der Harnsäure bei der Leukämie und dem Harnsäureinfarkt des Neugeborenen.

Wie oben gesagt, hat Ebstein gerade auf den Diathesenbegriff und die wechselnde Konzentration des Harnes an Steinbildnern bei der Erklärung der Steinbildung immer wieder zurückgegriffen und sogar einen Teil der organischen Gerüstbildungen auf Schädigungen des Harnapparates durch die konzentriert ausgeschiedenen Steinbildner zurückgeführt. Wenn daher in manchen Lehrbüchern im Anschluß an Ebstein die Bildung eines organischen Gerüstes als das Wesentliche bezeichnet wird, so entspricht das der Ebsteinschen Auffassung, nicht aber, wenn die Entstehung des Gerüstes ohne weiteres auf entzündliche Prozesse in den harnleitenden Wegen in der Niere zurückgeführt wird.

Da ich vorhin schon gezeigt habe, daß die Ebsteinsche Auffassung einer besonderen organischen Grundlage für die Steinbildungen nicht haltbar ist, so bleibt als wesentlicher Faktor der Harnsteinbildung wohl nur der wechselnde Gehalt des Harnes an harnsteinbildenden Substanzen übrig. Obwohl sich Ebstein sehr eingehend mit dieser Frage beschäftigt hat, ist diese unter dem vorherrschenden Einfluß der Entzündungstheorie mehr und mehr in den Hintergrund getreten. Vielleicht liegt das daran, daß die Versuche, durch künstliche Anreicherung des Harnes mit Harnsteinbildnern Steine zu erzeugen, mit wenigen Ausnahmen fehlgeschlagen sind.

Während es nämlich leicht gelang, mit Hilfe von Harnsäureinjektionen Harnsäureinfarkte bei Tieren experimentell zu erzeugen, die sich in keiner Weise von den Harnsäureinfarkten des Neugeborenen unterscheiden, wurde eine richtige echte Steinbildung bis jetzt noch nie beobachtet. Ebstein und Nikolaier und andere haben auf jede mögliche Weise versucht, den Tieren größere Mengen von Harnsäure beizubringen. Die Harnsäure wurde meist als harnsaures Piperacin injiziert. Die Versuche scheiterten, abgesehen davon, daß die Harnsäure so schwer löslich ist (1 : 39 000), auch besonders an dem Vermögen der Tiere, größere Quantitäten von Harnsäure weiter abzubauen und als Allantoin auszuscheiden. Da also mit der Harnsäure keine Resultate erzielt werden konnten, versuchten es Ebstein und

Nikolaier mit Oxalsäurederivaten. Es wurden verschiedene Säugetierarten mit Oxamid gefüttert und die Erfolge waren sehr gute. Es entstanden oft mehrere typische kleinere und größere geschichtete Steine, die zum Teil im Nierenbecken liegen blieben, zum Teil in die Blase hinabwanderten. Führten sie zu Verschlußerscheinungen im Ureter, so traten die üblichen Folgeerscheinungen in bezug auf die Niere, wie Hydronephrose, auf. Diese Versuche wurden mit demselben Erfolge von anderen Autoren und in letzter Zeit von Rosenbach bestätigt und erweitert. Ähnliche Versuche wurden im letzten Jahre auf der Landwirtschaftlichen Versuchsstation in Jowa gemacht. Es wurden an großen Zahlen von Hammeln Versuchsreihen mit verschiedenen Futterarten angestellt. Bei einer Reihe, die mit Heu und Zuckerrüben gefüttert worden war, traten bei fünf von 13 der Tiere Steine auf. Die chemischen Untersuchungen sind wenig erschöpfend, doch werden Urate und Phosphate erwähnt. Eine mikroskopische Untersuchung der Nieren liegt nicht vor. Nach der makroskopischen Beschreibung scheint es sich um Blutungen im Nierenbecken und entzündliche Veränderungen des Parenchymes zu handeln.

Anders geartete experimentelle Untersuchungen, die ebenfalls die Harnsteinbildung zum Ziele hatten, seien hier nur kurz erwähnt. Solche z. B., die ganz auf den lebenden Organismus verzichteten und die Steinbildung in vitro anstrebten, sind die bereits oben erwähnten von Pfeiffer und Schade. Ersterer sah außer dem in Harnsäureklümpchen, die mit oft gewechseltem Urin übergossen worden waren, sich entwickelnden organischen Gerüst kleine Harnsäuresteine in ebenfalls täglich gewechseltem Urin um ein Fünftel ihrer Größe anwachsen.

Ebstein und Nikolaier sprechen diesen Versuchen, nachdem sie sie in allerdings nicht sehr aussichtsreicher Modifikation (sie benutzten denselben Urin) wiederholt hatten, den ihnen von Pfeiffer beigemessenen Wert ab. Da sich Pfeiffer gegen eine Infektion des Urins nicht genügend gesichert hat und keine Angaben darüber macht, aus welchen Substanzen sich die Auflagerungen zusammensetzen, wird der Wert der Versuche allerdings beeinträchtigt. Aus den Versuchen am lebenden Tiere ergibt sich, daß nur Ebstein und Nikolaier durch Anreicherung des Harnes durch Oxamid Harnsteinbildungen erzeugt haben. Diese Versuche lassen sich aber nicht ohne weiteres auf die beim Menschen vorkommenden Steine übertragen, da solche starken Überladungen mit einer sonst im Harn nur in Spuren auftretenden Substanz nur eine Ausnahme bilden werden. Jedenfalls beweisen diese Versuche auf das schlagendste, daß wir mit Übersättigung des Harnes allein Harnsteinbildungen erzeugen können. Es erhebt sich also die Frage, wieweit beim Menschen ebensolche Übersättigungen mit Stoffwechselprodukten beobachtet werden und wieweit diese allein zur Harnsteinbildung Veranlassung geben können, wenn jede gleichzeitig entzündliche Reizung ausgeschlossen ist. Es wird sich weiter fragen, ob nicht in anderen Fällen, wo keine ausgesprochene Übersättigung besteht, andere Momente als unterstützende Faktoren für die Harnsteinbildung herangezogen werden müssen.

Hierbei wäre vor allem die Frage der Fremdkörper als Zentrum der Steine zu erörtern. Wir denken dabei an die zahlreichen Fälle in der Literatur (Heller 14 Fälle, Meckel [S. 109], Kukula 16 Fälle unter 202), bei denen allerlei Gegenstände, wie Haarnadeln, Holzstückchen, Strohhalme, Katheterstücke, meist künstlich in die Blase eingeführt, oder Sequester nach Coxitis, (Kukula) usw. zur Infektion der Schleimhaut mit nachfolgender Cystitis geführt haben. Es handelte sich bei diesen Steinen nach ihrer chemischen Zusammensetzung immer um Phosphate, besonders phosphorsaure Ammoniakmagnesia, Carbonate und Ammoniumurat. Eine Schichtung besteht selten, wir haben es meist mit dem Typus der wirr aufgebauten gemischten Steine zu tun.

Es sei hier an dieser Stelle auch auf die experimentellen Untersuchungen hingewiesen, die Steinbildungen um Fremdkörper zum Ziele hatten.

Es gehören hierher die Versuche Studenskys, der nach dem Vorgange mancher anderer um in die Blase eingeführte Fremdkörper nach Fütterung verschiedener steinbildender Substanzen Niederschläge derselben erwartete. Er hatte dabei nicht den gewünschten Erfolg und der einzige wirkliche Stein, den er entstehen sah, bildete sich in einer durch Entzündungsvorgänge veränderten Blase. Kumita, der im vorigen Jahre ähnliche Versuche anstellte, bei denen er Fremdkörper steril in das Nierenbecken brachte, erzeugte nur hydronephrotische Veränderungen der Nieren, ohne Ablagerungen an den Fremdkörpern zu erhalten.

Wenn nun auch aus diesen Experimenten hervorgeht, daß nur eine vorhandene Entzündung Steinbildungen um von außen in die Harnwege eingeführte Fremdkörper veranlaßt, was sich ja auch schon aus der chemischen Zusammensetzung der in praxi beobachteten Fremdkörpersteine schließen läßt, so hat doch die Frage der endogenen Fremdkörperbildung lebhafte Verteidigung gefunden. Insbesondere sind Bakterienhaufen, Blutklümpchen, Eiterkörperchen als solche Zentren angesprochen worden (siehe S. 17, 18). Was die Bakterien betrifft, so sind positive Angaben darüber sehr spärlich. Klebs erwähnt Carbonatsteine, bei denen er Leptothrix dadurch nachzuweisen glaubte, daß sie nach Behandlung mit Jod-Jodkaliumlösung blaue Ringe, die der Schichtung entsprachen, zeigten. Maas (Ebstein, S. 101) schloß die Anwesenheit von Bakterien in den Kernen von Uratsteinen aus der Anwesenheit von kleinen Körnchen und Stäbchen. Ebstein hat versucht, an den von den Steinbildnern befreiten organischen Gerüsten Bakterien tinktoriell nachzuweisen. Die Resultate waren negativ. Dieselben Untersuchungen habe ich an allen Steinformen verschiedener chemischer Zusammensetzungen angestellt. Auch meine Untersuchungen hatten ein negatives Resultat. Ich konnte nur wie Ebstein an der Oberfläche eines frischen Steines, der aus einem entzündeten Nierenbecken stammte und mit abgestoßenen Gewebsfetzen bedeckt war, kurze, sich mit Methylenblau färbende Stäbchen nachweisen. Ebensowenig genau wie für Bakterienhaufen als Kern von Harnsteinen sind die Angaben über Kernbildungen aus Blut und Fibrin in der Literatur. Ebstein weist auf einen Fall hin (S. 104), bei dem in dem Kern Blutkörperchen gefunden worden waren. Bei einem aus der Sammlung des Freiburger pathologischen Institutes stammenden Stein Nr. 58 der auf Tafel 3 c, d abgebildet ist, fand ich allerdings einen schwarzen Kern, der aus Oxalat und Phosphat aufgebaut war und seine Färbung sicherlich durch Blutfarbstoff erhalten hatte. Ob es sich dabei um ein mit den Steinbildnern inkrustiertes Blutgerinnsel handelt oder um einen Oxalatkern, der ebenfalls meist eine schwarze Farbe aufweist, wage ich nicht zu entscheiden. Er ist ebenso hart wie andere Oxalatsteine, nur viel bröcklicher.

Jedenfalls ist die Bedeutung dieser Kernbildungen sehr gering anzuschlagen und die Angaben sind so spärlich, daß erneute Untersuchungen darüber nur erwünscht erscheinen. Eine Frage, die früher viel diskutiert wurde und die immer bei Besprechung der Ätiologie der Steinbildung ausführlich gewürdigt wurde, können wir ganz vernachlässigen. Es handelt sich um die geographische Verbreitung der Steinkrankheit. Man hat Klima, Bodenbeschaffenheit, Trinkwasser usw. beschuldigt, ohne für eine der Theorien einen stichhaltigen Beweis bringen zu können. In letzter Zeit hat man sich darauf beschränkt, mehr die sozialen Verhältnisse und die Lebensgewohnheiten, besonders auch die mannigfachen Sonderbarkeiten der Säuglingspflege und Ernährung zu beschuldigen und wohl auch damit das Richtige getroffen. Das kann man neben vielem anderen auch aus dem jetzt selteneren Vorkommen der Steinkrankheit im Vergleich zu früher schließen.

Viel bedeutsamer ist die Frage, wieweit bestimmte Konkrementbildungen, die vielleicht durch Übersättigungen mit spezifischen Steinbildnern entstanden sind, nun ihrerseits den Kern für weitere Steinbildungen abgeben können. Auch hier haben die bisherigen Untersuchungen noch zu keinem abschließenden Urteil geführt und insbesondere nicht darüber, wie häufig solche Kernbildung ist und ob sie bei allen oder nur bei bestimmten Steinen beobachtet wird. Diese Fragen leiten unwillkürlich über zu der Frage nach der Einteilung der Steine. Bereits Heller hat primäre und sekundäre Steine unterschieden. Diese Einteilung hat Ebstein verworfen und dafür die einfache Einteilung nach der chemischen Zusammensetzung gesetzt. Er unterscheidet sieben Gruppen:

1. Harnsäuresteine,
2. Uratsteine,
3. Xanthinsteine,
4. Oxalatsteine,
5. Cystinsteine,
6. Phosphatsteine,
7. Kohlensaure Kalksteine.

So bequem diese Einteilung erscheint, so entspricht sie doch nicht dem Bedürfnis der Pathologen und auch nicht dem der Praktiker. Für beide erscheint eine genetische Einteilung das Erstrebenswerte. Für den einen, weil sie ihm sofort ein besseres Verständnis des ganzen Aufbaues der Steine gibt, für den anderen, weil dadurch sein therapeutisches oder prophylaktisches Vorgehen wesentlich beeinflußt wird.

Es fragt sich daher, ob wir nicht bei genügend sorgfältiger Untersuchung der Steine und bei Berücksichtigung aller übrigen Momente, insbesondere der anatomischen Verhältnisse der Niere und harnleitenden Wege, eine präzisere genetische, der ursprünglichen Hellerschen Auffassung sich nähernde Einteilung gewinnen können.

In dem vorhergehenden Kapitel haben wir gesehen, daß es sich vor allem um folgende, sei es ungelöste, sei es strittige Fragen in der Harnsteinbildung, handelt:

1. Welche qualitative Zusammensetzung zeigen die wichtigsten Steinformationen vor allem in den sogenannten Steinkernen, in welchem Verhältnis stehen hier reine Harnsäure, harnsaures Ammonium und harnsaures Natrium? Läßt sich für jede Steinart ein bestimmter, gesetzmäßiger Bau festlegen und welche Beziehungen bestehen zwischen den verschiedenen Steinarten?

2. Welche Rolle spielt das organische Gerüst in den Steinbildungen und woher stammt dasselbe?

3. Welches sind die letzten auslösenden Bedingungen für das Zustandekommen der Sedimente und Steinbildungen, und welches sind die Ursachen für die verschiedenen Steinbildungen?

4. Läßt sich aus dem Aufbau der Steine die Genese so weit herauslesen, daß wir eine genetische Einteilung an Stelle oder neben die rein deskriptive setzen können?

Wenn es auch keinem Zweifel unterliegt, daß die letzten physikalisch-chemischen Vorgänge, welche die Steinbildung begleiten oder besser gesagt, in welchem sich die Steinbildung vollzieht, nur durch experimentelle Studien auf dem Gebiete der Kolloidchemie klargelegt werden können und wenn andererseits die letzte Frage über die Bildung und Ausscheidung der steinbildenden Substanzen nur durch die Forschungen der normalen und pathologischen Physiologie geklärt werden können, so glaube ich doch, daß eine sorgfältige Bearbeitung des uns von der Natur gegebenen pathologischen Materials nach mancher Richtung hin fördernd als wertvolle Ergänzung angesehen werden muß. Will man dabei gerade die obenerwähnten noch strittigen Fragen berücksichtigen, so genügt allerdings nicht nur die makroskopische und qualitativ chemische Untersuchung eines Steines, sondern ein jeder Stein sollte nach allen Richtungen hin erschöpfend untersucht und wenn irgend möglich, auch die zugehörenden Harnwege auf das sorgfältigste kontrolliert werden. Ich habe versucht, dieser Forderung wenigstens bei einem gewissen Prozentsatz der von mir untersuchten Steine gerecht zu werden.

Zu diesem Zwecke wurde bei den verschiedensten Steinarten die bereits von Ultzmann und Ebstein angewandte Dünnschliffmethode in ausgedehntem Maße verwendet und der Versuch gemacht, aus der physiographischen Struktur der einzelnen Steinschichten unter gleichzeitiger mikrochemischer Kontrolle den ver-

schiedenartigen Aufbau gesetzmäßig festzulegen. Allerdings war auch
mein Material nicht so vollkommen, daß ich von jeder Steinart makroskopische und mikroskopische Bilder hätte geben können und so war
ich für die Schliffe des Cystinsteins und des reinen phosphorsauren
Ammoniakmagnesiasteines, die auf Tafel 3 e bzw. 16 abgebildet
sind, auf die freundliche Unterstützung von Herrn Geheimen Medi-
zinalrat Ebstein angewiesen, wofür ich ihm auch an dieser Stelle
meinen ergebensten Dank aussprechen möchte. Mit seiner freund-
lichen Erlaubnis gebe ich diese Abbildungen wieder.

War schon die Herstellung der übrigen ca. 100 Dünnschliffe, die
ich ausnahmslos selbst ausgeführt habe, eine ziemlich mühselige und
zeitraubende Arbeit, insbesondere, da man Artefakte, die das Urteil
trüben können, möglichst vermeiden muß, so lag doch der Schwer-
punkt meiner Untersuchungen in der gleichzeitigen chemischen Untersuchung, die sich nach drei Richtungen hin erstreckte. Einmal ver-
suchte ich, wie schon erwähnt, an den mikroskopischen Schliffen,
durch mikrochemische Reaktionen, soweit wie möglich die chemische
Analyse der einzelnen steinbildenden Schichten durchzuführen,
zweitens wurden sämtliche Steine, die bei der Bearbeitung berücksichtigt wurden, einer qualitativen Untersuchung am makroskopischen Objekte unterworfen, wobei ebenfalls Kern und Mantel
und die verschiedenen Schichten berücksichtigt wurden, so daß bei
den Steinen, von denen gleichzeitig Schliffe angefertigt und mikrochemische Untersuchungen angestellt wurden, eine doppelte oft sich
ergänzende chemische Kontrolle vorlag. Das wichtigste aber waren
die quantitativen Untersuchungen einer größeren Zahl von Steinen,
die hauptsächlich darauf hinausliefen, die verschiedene prozentuale
Zusammensetzung der Steine an freier Harnsäure und ihren beiden
Hauptsalzformen einerseits, an Oxalaten, Phosphaten, Carbonaten
andererseits festzustellen. Eine richtige Beurteilung eines Steines
wird nur auf diesem Wege gegeben werden können, und wenn auch
manche quantitative Untersuchung nur eine Bestätigung der qualitativen brachte, so glaube ich doch, daß neben solchen willkommenen
Bestätigungen auch einige Streitfragen entschieden werden konnten.
Diese chemischen Untersuchungen, soweit sie am makroskopischen
Objekte vorgenommen wurden, wurden von mir in dem chemischen
Laboratorium von Herrn Geheimen Hofrat Kiliani ausgeführt,
wobei mir Herr Professor Knoop in liebenswürdiger Weise
Anleitung und Unterstützung zuteil werden ließ. Auch Herr

Dr. Samuely stand mir in Fragen der Chemie oft mit Rat und Tat zur Seite. Ich möchte es an dieser Stelle nicht unterlassen, auch diesen drei Herren für ihre Liebenswürdigkeit bestens zu danken. Der Untersuchungsgang richtete sich im wesentlichen nach den in Hoppe-Seylers Handbuch angegebenen Methoden, die für die Harnsäuresteine noch durch Gesamtstickstoff- und Ammoniakbestimmungen nach Kjeldahl und Krüger-Reich vergleichsweise unterstützt wurden.

Es wurden im ganzen 56 Steine untersucht, die ich in einer Tabelle zusammengestellt habe. Sie stammen zum größten Teile aus der Sammlung des Freiburger pathologischen Institutes. Einer wurde uns von Herrn Geheimen Hofrat Krönig, der ihn bei einer Nierenexstirpation gewonnen hatte, zwei von Herrn Professor Giercke in Karlsruhe zur Verfügung gestellt, wofür ich auch an dieser Stelle beiden Herren meinen ergebensten Dank aussprechen möchte. Bei 23 der Steine, die in den letzten Jahren der Sammlung des pathologischen Institutes zugeführt wurden, sind auch die zugehörigen Nieren vorhanden, die zur mikroskopischen Untersuchung verwandt wurden.

A. Reine Steine.

In der Besprechung der einzelnen Steinarten beginnen wir naturgemäß mit denen, die praktisch aus einem Steinbildner bestehen. Chemisch reine Steine gibt es nicht. Nach der Häufigkeit des Vorkommens wären zuerst die

1. Harnsäuresteine

zu besprechen. Es wurden im ganzen 15 Steine untersucht und **6** davon quantitativ analysiert. Ich werde die letzteren zuerst anführen, die Bestandteile in Prozenten ausgedrückt.

1. Nr. 2197: Harnsäure 94,23%
   Ammoniak. . . . . 2,6 %
   Calciumcarbonat . . . . 1,5 %
   Natrium . . . . 1,1 %

   in Summa: 99,43%

2. Nr. 62: Harnsäure 98,128%
   Ammoniak . . . . 0,95 %
   Calciumcarbonat . . . . 0,38 %
   Natrium . . . . 0,11 %

   99,568%

3. Nr. 57: Harnsäure . . . . 98,4 %
           Ammoniak . . . . —,— %
           Calciumcarbonat 0,736%
           Natrium in spur. . . . . —,— %
                                          ——————
                                          99,136%

3. Nr. 74: Harnsäure . . . . 88,23 %
           Ammoniak 0,134%
           Calciumcarbonat . . . . 4,94 %
           Alkali 5,903%
           Magnesiumcarbonat . . . . . 0,32 %
                                          ——————
                                          99,527%

5. Nr. 42: Harnsäure 95,682%
           Ammoniak . . . . 0,37 %
           Calciumcarbonat . . . . 0,45 %
           Natrium . . . . 1,0 %
                                          ——————
                                          97,502%

6. Nr. 15: Harnsäure . . . . 96,72 %
           Ammoniak 0,435%
           Calciumcarbonat . . . . 0,57 %
           Magnesiumcarbonat 0,008%
           Natrium 0,392%
                                          ——————
                                          98,125%

Die übrigen 9 Steine Nr. 34, 1440, 2166, 48, 52, 80, 179, 93 und 58 wurden nur qualitativ analysiert. Sie setzen sich aber ebenfalls nur aus diesen genannten Substanzen mit hervorragender Beteiligung der Harnsäure zusammen.

Diese praktisch reinen Harnsäuresteine enthalten also 88—98% Harnsäure. Die übrigen Bestandteile bestehen aus geringeren, wechselnden Mengen von Ammoniak, Calciumcarbonat und Natrium. Bei einigen findet sich etwas Magnesium und Kalium. Trotzdem also in der chemischen Zusammensetzung dieser Steine kaum Unterschiede vorhanden sind, können doch bei der äußeren Betrachtung der Steine gewisse Unterschiede nicht entgehen, die gleich näher beschrieben werden sollen. Wir müssen, was den Aufbau betrifft, zwei Gruppen unterscheiden, 1. feste Steine mit meist deutlich abgesetztem Kern; 2. lockere Steine, bei denen der Kern meistens nicht abgrenzbar ist (siehe Tafel 1 und 3 a, b).

Zu der ersteren Gruppe gehören die Steine Nr. 42, 15, 57, 74, 34, 52. Sie kommen in der Blase und im Nierenbecken vor und sind in bezug auf ihre Größe ganz verschieden. Ihre Form ist meist eine ovale mit zwei einander gegenüberliegenden abgeplatteten Flächen, kommen mehrere zusammen vor, so finden wir nicht selten den Gallensteinen ähnliche Facettenformen (siehe S. 56). Ihre Oberfläche ist immer glatt, zuweilen sogar spiegelnd glatt, von gelber bis brauner Farbe. Auf dem Schliff der Schnittfläche, die möglichst durch den Kern gehen soll, zeigen sie eine fast ununterbrochene konzentrische Schichtung. Die einzelnen Schichten unterscheiden sich meist deutlich durch verschiedene Färbungen, die Konsistenz dieser Steine ist eine sehr harte. Auf Dünnschliffen (Tafel 1 a) werden die Schichtungen noch deutlicher beobachtet. Die einzelnen Schichten sind ziemlich hoch und bestehen aus radiär gestellten aneinander gelagerten Krystallen, wodurch die radiäre Streifung des Steines zustande kommt. Bei Auflösung der Harnsäure in verdünnter Natronlauge bilden sich vorübergehend kleine Scheiben von Natriumurat, die sich jedoch auch wieder auflösen, so daß schließlich nur das organische Gerüst, das schwach die konzentrische Schichtung zeigt, zurückbleibt, während ein Teil der Farbe verschwindet. Das organische Gerüst ist sehr zart und zerreißlich. Es gibt, wie schon Ebstein behauptete und wir bei unseren Nachuntersuchungen bestätigen konnten, die Biuretreaktion, wenn man es in größeren Quantitäten zur Untersuchung heranziehen kann.

Wir haben in diesen Steinen einen von der Größe eines Stecknadelkopfes bis zu der einer Erbse schwankenden Kern, um den sich bis zum größten Durchmesser die Harnsäure in fast regelmäßigen Schichten anlagert. Der Kern kann ebenfalls die Schichtung bis in das Innerste zeigen. Meist ist jedoch diese regelmäßige Schichtung durch einzelne gelbliche Kugeln, die, wie die chemische Untersuchung zeigt, meist aus Ammoniumurat bestehen, unterbrochen. Oft setzt sich ein solcher Kern aus zwei oder mehreren kleineren Kernen zusammen.

Der Aufbau dieser Kerne hat eine große Ähnlichkeit mit den Steinen, die die zweite Gruppe bilden. Diese wird bei den von uns untersuchten Steinen durch Nr. 62 (Tafel 2 a, b, c), Nr. 2197 aus dem Nierenbecken eines Leukämikers und den kleinen Steinen Nr. 1440 und 2166, wie wir sie im Nierenbecken, Ureter oder Blase von kleinen Kindern finden, repräsentiert. Diese Art von Steinen wird auch bei Erwachsenen im Nierenbecken, und zwar hier häufiger, doch auch in der Blase gefunden. Ihre äußere Form richtet sich nach dem Fundort, doch sind sie, soweit sie in der Blase gefunden werden, meist oval. Ihre Oberfläche ist immer fein höckerig. Auf dem Schliff fällt eine nur sehr unvollkommene Schichtung auf. Die Farbe des ganzen Steines ist gleichmäßig gelb. Die Konsistenz ist bimsteinartig und bröckelig. Erst auf dem Dünnschliff (Tafel 2 a) finden wir, daß eine konzentrische Schichtung auch hier vorhanden ist, nur ist sie nicht so regelmäßig um ein Zentrum angeordnet. Sie wird vielmehr häufig durch Einlagerungen von kleinen Kugelmassen unterbrochen und es entstehen dadurch neue Krystallisationszentren. So kommen auch die auf der Oberfläche sichtbaren feinen Höcker zustande. An Dünnschliffen können wir mit Hilfe von verdünnter Säure diese feinen radiärgeschichteten, aus feinen Nadeln bestehenden Kugeln zum Teil auflösen und sich in Harnsäurekrystalle verwandeln sehen. Wir haben es also hier mit Harnsäure- und Uratkugeln zu tun, wie wir sie beim Harnsäureinfarkt des Neugeborenen finden. Das organische Gerüst dieser Steine ist noch zarter als das der ersten Gruppe und zeigt infolgedessen leicht künstlich hergestellte Zerreißungen und Lücken.

Da die Steine fast dieselbe chemische Zusammensetzung zeigen und sich nur durch einen kaum zu beobachtenden Unterschied im Ammoniakgehalt unterscheiden, so nehmen wir an, daß es sich dabei nur um Unterschiede in der Entstehungsdauer handelt. Wir führen dafür folgende Beweise an:

Die lockeren Steine entstehen schnell, so daß keine regelmäßige konzentrische Schichtung zustande kommen kann. Da in der kurzen Zeit der Urin nicht oft wechselt, so sind sie gleichmäßig gelb gefärbt. Sie entstehen infolge einer überstürzten massenhaften Harnsäureproduktion und Ausscheidung, wie aus der Anwesenheit der typischen Ammoniumurat- und Harnsäurekugeln, wie wir sie beim Harnsäureinfarkt bei neugeborenen Kindern finden, schließen können (Abb. 1 S. 30).

Als weiteren Beweis möchte ich die Steine (Nr. 2197) aus dem Nierenbecken des Leukämikers anführen, die zu dieser Gruppe gehören. Ich füge hier kurz die klinische und Sektionsdiagnose an.

„R. M. 57 Jahre alt.

Klinische Diagnose. Myelogene Leukämie (ca. 60 000 Leukocyten), Nephritis. Ödem der unteren Extremitäten.

Anatomische Diagnose. Myelose des Knochenmarks der Leber, der Milz und der prävertebralen Lymphknoten.

Große Harnsäuresteine in beiden Nierenbecken. Cysten der Nieren.

Mikroskopischer Befund der Niere. An der Grenze zwischen Mark und Rinde relativ zahlreiche kleine myeloische Herde mit auffällig vielen Knochenmarksriesenzellen.‘‘ Diese

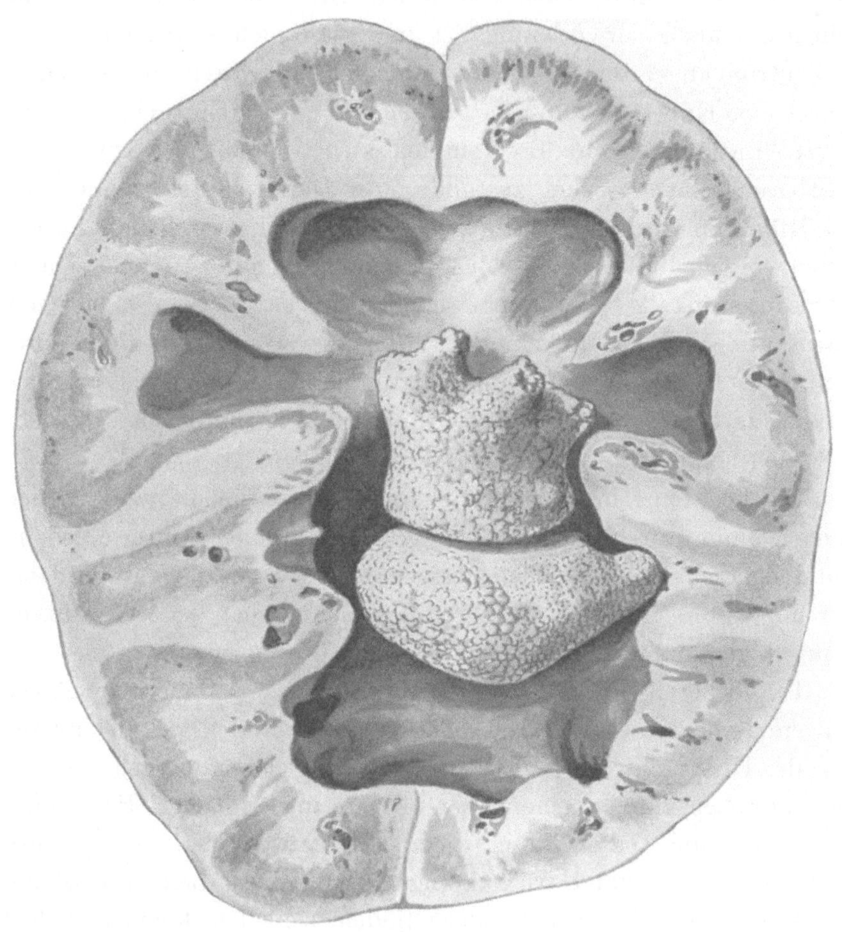

Abb. 1.

Steine können erst in den letzten Tagen entstanden sein, da sie fast das ganze Nierenbecken ausfüllen, ohne andere Erscheinungen gemacht zu haben, als eine leichte Erweiterung des Nierenbeckens.

Bei den festen Steinen spricht die regelmäßige Schichtung und vor allem die verschiedene Färbung der einzelnen Schichten, die auf eine verschiedene Konzentration des Harnes während der Entstehung der

Steine hindeutet, für eine längere Entstehungsdauer. Ihr ganzer Aufbau aus regelmäßigen Schichten von reinen Harnsäurekrystallen um einen Kern, der in seinem Aufbau dem der erstbeschriebenen lockeren Steine entspricht, unterstützt ebenfalls die Annahme einer längeren Entstehungsdauer. Der Kern muß rasch entstanden sein, wie aus den oben angeführten Tatsachen zu schließen ist. Er ist meist schon in früher Jugend, sehr häufig sogar im Säuglingsalter entstanden, wie aus allen Statistiken hervorgeht. Er war zu groß, um ausgeschieden zu werden und entwickelte sich langsam, als willkommener Krystallisationspunkt für die Harnsäure des normalen Harns, zu einem großen Stein. Dieser Vorgang spielt sich nach den Gesetzen der Krystallographie ab. Ein harnsäurereicher Urin infolge von purinbasenreicher Nahrung kann das Wachstum natürlich beschleunigen und die Annahme einer Diathese in einem anderen Sinne ist ganz unnötig. Ein solcher Stein kann sowohl im Nierenbecken als in der Blase entstehen. Er kann jahrelang getragen werden, ohne irgendwelche Erscheinungen zu machen. Wir haben es hier gewissermaßen mit einer sekundären Steinbildung zu tun, nur daß die sekundäre Schicht aus reiner Harnsäure besteht. Andererseits können solche Steine durch Reizungen der Schleimhaut oder infolge von Extraktions- oder Zerkleinerungsversuchen mit stattgehabter Infektion zu Kernen von sekundären Steinen im Sinne Hellers werden und eine Schale von Phosphaten und Carbonaten erhalten. Was die zu diesen Steinen gehörenden Nieren betrifft, so müssen wir unterscheiden, ob die Steine im Nierenbecken oder in der Blase gefunden wurden. Letztere machen, wenn sie langsam entstehen (was die Regel ist), keinerlei Veränderungen. Finden wir sie im Nierenbecken, so müssen sie, wenn sie längere Zeit liegen, notwendigerweise zu hydronephrotischen Veränderungen führen. Die schnellentstehenden Steine, die wir sowohl bei Kindern als auch bei Erwachsenen am häufigsten im Nierenbecken finden, führen naturgemäß auch häufiger zu hydronephrotischen Veränderungen mit allen Folgeerscheinungen. Außerdem werden dabei nicht selten in den Sammelröhren der Papillen Ansammlungen von Harnsäure- und Ammoniumuratkugeln, dem Harnsäureinfarkt der Neugeborenen entsprechend, gefunden. (Virchow, Orth, Waldeyer, Aschoff, Ebstein.)

Es besteht dabei oft eine Erweiterung der Sammelröhren. Entzündliche Veränderungen der Nieren oder des Nierenbeckens waren in keinem der Fälle zu beobachten.

Im Anschluß an die Harnsäuresteine sollen kurz die

2. Xanthinsteine

besprochen werden, wegen des chemischen Zusammenhanges beider Substanzen. Sie sind sehr selten und wir hatten nicht Gelegenheit, einen zu beobachten. Auch Ebstein führt nur fremde Beobachtungen an. Die Steine bestehen meist aus reinem Xanthin und haben höchstens eine sekundäre Hülle. Sie sind von gelber bis roter Farbe, haben eine glatte Oberfläche und nehmen beim Reiben Wachsglanz an. Ihre Konsistenz ist hart wie die der Harnsäuresteine. In keinem der Fälle wurden Veränderungen der Niere in der Literatur erwähnt.

3. Cystinsteine.

Fast ebenso selten wie die Xanthinsteine sind die Cystinsteine. Sie kommen meist ebenfalls rein vor und werden sowohl im Nierenbecken als in der Blase gefunden. Ihr Vorkommen ist an die früher erwähnte Cystinurie geknüpft. Es handelt sich meist um kleine Steine, die selten die Größe eines Taubeneies überschreiten. Sie finden sich meist einzeln. Ihre Form ist häufig eine runde. Die Oberfläche ist höckerig und erscheint schwach durchscheinend. Die Farbe ist ein schmutziges Gelb. Auf Dünnschliffen (Tafel 3 e) kann man sehr gut den Aufbau aus den charakteristischen sechsseitigen Tafeln erkennen, die oft konzentrisch aufeinander gelagert sind.

In unserer Sammlung findet sich ein etwa bohnengroßer Stein aus reinem Cystin, aus dem Nierenbecken eines Kindes.

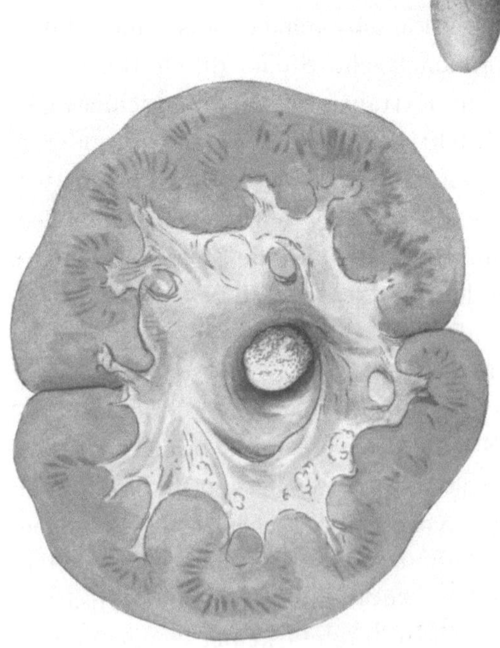

Abb. 2.

B. E. 10½ Monate.

Klinische Diagnose: Doppelseitige Bronchopneumonie, Nephritis. Rachitis.

Anatomische Diagnose: Rachitis, beginnende Bronchopneumonie beider Lungen. Nephritis parenchymatosa acuta. Nierenbeckenstein links.

Er hat das Nierenbecken etwas erweitert, ohne daß an der Niere selbst, von der akuten parenchymatösen Reizung abgesehen, Veränderungen zu beobachten wären (nebenstehende Abbildung 2).

Als letzte Gruppe von Steinen, die wir beim Menschen als reine Steine beobachten, wären die zu nennen, die Kalkverbindungen darstellen.

4. Calciumoxalatsteine.

Sie schließen sich, was die Seltenheit ihres Vorkommens betrifft, an die Xanthin- und Cystinsteine an. Wir hatten zweimal Gelegenheit reine Calciumoxalatsteine zu beobachten. Auffallenderweise

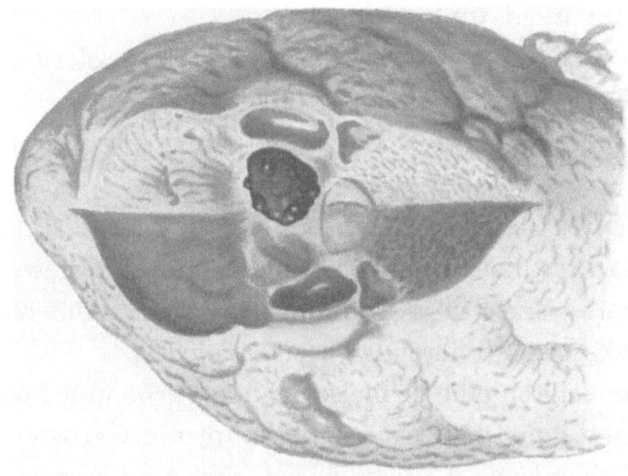

Abb. 3.

stammen beide aus Cystennieren. Der eine fand sich in der Sammlung des Instituts noch in der Cyste nahe der Konvexität der Niere liegend (obenstehende Abbildung 3), der andere, aus zwei Exemplaren bestehend, wurde uns von Herrn Geheimen Hofrat Krönig liebenswürdigst überlassen.

Aus der Sektionsdiagnose des ersten Falles ist folgendes zu bemerken.

B. M. 76 Jahre.

Carcinom des rechten Oberkiefers. Bronchopneumonie. Alte Tuberkulose in der rechten Lunge.

Cysten mit Konkrementbildung in beiden Nieren. Gallensteine, allgemeine Adipositas.

Zu dem zweiten Falle möchte ich einiges aus der Krankengeschichte anführen.

S. M. 40 Jahre alt.

Vor einem Jahre kolikartige Schmerzen in der linken Nierengegend mit Fieber, Urindrang und Brennen beim Urinlassen.

Seit 3 Wochen Wiederauftreten der Koliken mit Erbrechen und hoher Temperatur.

Bei der cystoskopischen Untersuchung wurden normale Blasenverhältnisse gefunden bis auf die Veränderung der linken Ureterpapille. Diese bildet einen buckligen Vorsprung mit klaffender Mündung. Eine Aktion des linken Ureters ist nicht wahrnehmbar. Beim Versuch den Ureter zu kathetrisieren, stößt der Katheter sofort auf einen festen Widerstand. Dabei äußert die Patientin außerordentlich starke Schmerzen. Durch Chromocystoskopie wird festgestellt, daß der linke Ureter nicht funktioniert.

Am Tage nach dieser Cystoskopie und Kathetrisierungsversuchen erfolgt der Abgang zweier Nierensteine.

Die linke Niere wurde, da der Ureter auch weiter leer ging, exstirpiert.

Bei der Untersuchung derselben wurde festgestellt, daß sie mehrere Markcysten enthielt, die durch eine breite bindegewebige Narbe mit dem Nierenbecken in Verbindung standen. Außerdem fanden sich Zeichen einer rezidivierenden Pyelonephritis.

Die Steine zeigten eine so merkwürdige Farbe und Form, daß zuerst Zweifel entstanden, ob es sich überhaupt um Harnsteine handele.

Erst die chemische Untersuchung gab den Beweis, daß reine Calciumoxalatsteine vorlagen.

Die beiden Steine haben große Ähnlichkeit miteinander. Sie erreichen kaum die Größe eines Kirschkernes und haben grobe Zacken nach allen Seiten. (Tafel 4 b). Ihre Farbe ist fast schwarz. Ihre Konsistenz sehr hart. Auf dem Dünnschliff zeigen sie eine ganz regelmäßige feine Schichtung mit einzelnen feinen radiären Streifen. Nach Auflösung des Calciumsoxalats durch Salzsäure bleibt ein feines, aber sehr festes und dichtes organisches Gerüst zurück. Die konzentrische Schichtung ist noch sehr gut erkennbar, da die Farben fast vollständig erhalten geblieben sind. (Tafel 4 c.)

Die zu dem ersten Falle gehörige Niere zeigt außer den erwähnten Cysten nichts Pathologisches, während die des zweiten Falles außer den Markcysten durch eine breite bindegewebige Narbe den Weg anzeigt, durch den die Steine die Cysten, ihren wahrscheinlichen Entstehungsort, verlassen haben. Die Narbe verbindet das Nierenbecken mit der Gegend der Cysten. Außerdem bestanden Zeichen einer sekundären, jedenfalls durch den Reiz der zackigen Steine veranlaßten Pyelonephritis und Erweiterung des Nierenbeckens infolge der längeren Einklemmung der Steine im Ureter.

4a. Calciumphosphatsteine.

Noch seltener als das Calciumoxalat tritt Calciumphosphat als reiner Steinbildner hervor. Ja wir finden sogar immer, da es der alkalischen Reaktion des Harnes seine Entstehung verdankt, entsprechende Mengen der anderen Salze des alkalischen Urins in diesen Steinen. Sie leiten daher auch zu den gemischten Steinen über und werden hier nur aufgezählt, weil sie die Hauptmasse bilden können und von der großen Mehrzahl der übrigen Phosphatsteine, die entzündlich entstehen und als vorwiegenden Bestandteil phosphorsaure Ammoniakmagnesia enthalten, scharf getrennt werden müssen. Ein solcher Stein ist Nr. 1492 der Sammlung des Pathologischen Instituts, der hirschgeweihförmig das ganze Nierenbecken ausfüllte. Es besteht vorwiegend aus Calciumphosphat und enthält dabei nur geringe Mengen von Calciumcarbonat, Ferriphosphat und Natrium. Die Harnsäure fehlt in diesen Steinen vollständig. Die Schichtung ist gering und der Bruch der Steine, die sich in erster Linie aus den feinen Calciumphosphatkrystallen zusammensetzen, ist erdig. Sie unterscheiden sich leicht von den Entzündungsphosphatsteinen durch das Fehlen von Ammoniak, das mit der Uhrschälchenprobe in letzteren leicht nachgewiesen werden kann.

4b. Calciumcarbonatsteine.

Calciumcarbonat als Hauptsteinbildner konnten wir beim Menschen in keinem Falle nachweisen. Von früheren Autoren wurde es jedoch mehrfach beobachtet und soll deshalb hier ebenfalls erwähnt werden. Wahrscheinlich handelt es sich dabei mehr um Gebilde, die man nicht zu den eigentlichen Konkrementen rechnen darf, als vielmehr um pathologische Verkalkungen nekrotischen Gewebes, z. B. der Nierenpapillen bei Tuberkulose des Nierenbeckens. Solche schließlich zur Demarkation gelangende Herde können, wenn sie in den Harnwegen gefunden werden, zu Verwechslungen wohl Anlaß geben.

Bei Tieren, insbesondere bei Pflanzenfressern, scheint allerdings das Calciumcarbonat eine große Rolle zu spielen. Auch in der Sammlung des Freiburger pathologischen Institutes findet sich eine ganze Reihe von Nieren- und Blasensteinen, die in erster Linie aus diesem Salze bestehen. Sie gleichen sowohl auf dem Durchschnitt, wie auf dem Dünnschliff am meisten den Oxalatsteinen der Menschen, wenigstens was ihren Aufbau und ihre feine Schichtung betrifft. Die Farbe ist allerdings oft rein weiß oder grau und in nicht allzuseltenen Fällen auf der Oberfläche mit einem perlmutterartigen Goldglanz versehen.

Wenn wir hier zusammenfassend noch einmal die Steine aufzählen, die chemisch nur von einem Steinbildner, oder wenigstens in überwiegendem Maße von einem Steinbildner aufgebaut werden, so haben wir folgende zu unterscheiden.

1. Harnsäuresteine, 2. Xanthinsteine, 3. Cystinsteine, 4. Verbindungen des Kalkes mit der Phosphor- und Oxalsäure. Der kohlensaure Kalk kommt für den Menschen hier nicht in Betracht.

Alle diese Steine können wir als reine Steine in einer Gruppe vereinigen, da sie außer der obengenannten Eigenschaft ihrer Zusammensetzung auch die gemeinsam haben, daß bei ihrer Entstehung Entzündungsvorgänge in den Harnwegen auszuschließen sind. Wenn solche doch vorkommen, so sind sie sekundärer Natur und gehen an den Steinen nicht spurlos vorüber, wie wir in einem folgenden Kapitel zeigen werden.

B. Gemischte Steine.

Rein morphologisch und chemisch stehen im Gegensatz zu dieser Gruppe die Steine, die sich aus mehreren Steinbildnern zusammensetzen. Wir finden hier die verschiedensten Kombinationen und ehe wir uns ein Urteil über ihre Entstehungsart bilden, wollen wir die möglichen Zusammensetzungen durchsprechen. Teil nehmen die sämtlichen obenerwähnten Substanzen und wir beginnen mit denen, die auf den ersten Blick als Oxalatsteine imponieren.

Es folgen hier die quantitativen Analysen zweier solcher Steine, die auf dem Durchschnitt auf Tafel 9 c und 10 c abgebildet sind. Beide besaßen einen kleinen Harnsäureuratkern.

S t e i n 86: Calciumoxalat	75,9 %
Calciumphosphat	1,74%
Calciumcarbonat	9,33%
Natrium	1,65%
Organische Substanz	9,05%
	97,67%

Es fand sich noch eine Spur Ferriphosphat.

Stein 81: (Kern)

Calciumoxalat	70,32%
Ammoniumurat	—,—%
Organische Substanz	20,75%
Calciumcarbonat	1,95%
Calciumphosphat	2,64%
Ammoniak	2,8 %
Natrium	0,24%
Spur Ferriphosphat	—,—%
Spur Magnesium	—,—%
	98,7 %

Wir finden also 70—75% Calciumoxalat in diesen Steinen. Trotzdem nehmen die anderen Steinbildner mit so großen Mengen am Aufbau teil, daß wir sie, auch wenn sie keinen Harnsäurekern besäßen, nicht als reine bezeichnen könnten. Trotzdem haben diese Steine ihre Entstehung nicht einer Entzündung der Harnwege zu verdanken, da es sich um einen durch übermäßige Ausscheidung von Harnsäure entstandenen Kern handelt, der wieder die Ursache für ein weiteres Anlagern von Salzen, diesmal von wohl in großer Menge im Harn vorhandener Oxalsäure, Veranlassung gab. Die Gründe für eine solche Vermehrung, oder richtiger für eine abnorme Ausfällung der Oxalsäure sind oben angegeben. Die in diesem Stein gefundenen geringen Mengen von Phosphaten entstehen auf folgende Weise. Durch die scharfen Zacken des Steines kommt es zu Reizungen und Blutungen der Schleimhäute der Harnwege. Eine vorübergehende alkalische Reaktion ist die Folge und die Phosphate fallen aus. Wir finden sie daher auch ganz getrennt von dem Calciumoxalat, zwischen dessen Rippen eingesprengt. (Tafel 9 a.)

Hier sind die Phosphate also nur als ein Nebenbefund aus der Morphologie der Steine zu erklären.

Der Aufbau der am häufigsten vorkommenden gemischten Steine ist folgender:

Auf einen kleinen Harnsäurekern von gelber Farbe folgt eine dunkelbraune Zone von Calciumoxalat. Diese Zone kann schmal sein, kann aber auch die ganze Dicke des Steines einnehmen. Bei letzterer Zusammenstellung haben wir es mit Steinen, die vorwiegend aus Calciumoxalat bestehen, zu tun, wie sie durch Stein 86 und 81, die bereits oben erwähnt sind, repräsentiert werden.

Diese Steine werden meist in der Blase gefunden. Sie können die Größe eines kleinen Apfels erreichen und sind meist annähernd kugelrund. Ihre Oberfläche ist grob höckerig, und zwar so, daß sich auf die gröberen Höcker immer feinere aufsetzen. Ihre Farbe ist dunkelbraunrot. Ihre Konsistenz außerordentlich fest. Auf dem Schliff (Tafel 9 a) sieht man, daß das Calciumoxalat sich im Verlaufe der Radien anordnet, so daß wir, wenn wir uns die übrigen Bestandteile wegdenken, ein sehr festes morgensternartiges Gebilde erhalten. Die Lücken zwischen den einzelnen groben Oxalatstrahlen werden von Carbonat- und Phosphatmassen ausgefüllt, so daß das Ganze doch eine glatte Fläche darbietet. Auf dem Dünnschliff (Tafel 9 a) läßt sich das leicht feststellen. Wir sehen drei grobe Rippen von Calciumoxalat. Das in den Zwischenräumen vorhanden gewesene kugelige Carbonat und Phosphat ist aufgelöst und das feine organische Gerüst desselben durch die Salzsäure zerstört. Ein Teil des Calciumoxalates ist ebenfalls aufgelöst. Man sieht es noch erhalten an den Stellen, wo die feine radiäre Streifung noch sichtbar ist. Das feste organische Gerüst des Calciumoxalats blieb auch hier mit konzentrischer Streifung und in natürlichen Farben zurück.

Während diese Steine also vorwiegend aus Calciumoxalat bestehen, finden wir, wie schon erwähnt, andere, bei denen um den Uratkern nur eine schmale Zone von Oxalat, um diese wieder eine Zone von Urat folgt und so fort. Auch diese Steine werden meist in der Blase gefunden und haben häufig eine runde Gestalt. Wird die äußerste Zone von Oxalat gebildet, so haben wir dasselbe Bild der Oberfläche, wie bei den vorhergehenden Steinen. Besteht die äußerste Zone aus Urat, so ist sie heller gefärbt und feinhöckerig. Auf dem Dünnschliff zeigt sich sehr deutlich das scharfe Abwechseln der einzelnen Schichten (Tafel 11 a, b), die sich durch Farbunterschiede kennzeichnen. Das helle Gelbbraun ist das mit Carbonat und Phosphat gemischte Oxalat. Es ragt rauh und zackig in die aus lauter einzelnen kleinen starklichtbrechenden Kugeln bestehende Uratzone, die ihrerseits auch phosphorsaure Ammoniakmagnesia enthält, hinein. Durch die starke Lichtbrechung erscheint diese Zone dunkel. Auf Tafel 11 b ist die Uratzone durch Natronlauge zum Teil aufgelöst, so daß zwischen den Oxalatschichten außer den noch erhaltenen Uratresten eine durch Fetzen von organischem Gerüst teilweise ausgefüllte Lücke übrigbleibt. Solcher Schichten gibt es bei diesen Steinen oft eine größere Anzahl. Häufig geben gerade diese

Steine mit ihrer rauhen Oberfläche zu starken Schmerzen und Reizungen der Schleimhäute oder Extraktionsversuchen Anlaß und wir finden sie dann, wenn eine ammoniakalische Harngärung zustande gekommen ist, mit einer dicken oft geschichteten Schale von phosphorsaurer Ammoniakmagnesia und Ammoniumurat umgeben. Solch ein Stein gehört in seinen äußersten Schichten bereits zu den weiter unten erwähnten Entzündungssteinen, während Kern und Oxalathülle desselben ohne Entzündungserscheinungen entstanden zu denken sind. Ein solcher Stein ist auf Tafel 9 d, e abgebildet. Wir finden hier neben der phosphorsauren Ammoniakmagnesia kohlensauren und phosphorsauren Kalk und Ammoniumurat. Der Stein hat infolge seiner Schichtung bis zum Rande eine fast glatte Oberfläche. Die einzelnen Schichten sind jedoch teilweise abgeblättert. Wir haben bei diesem Stein also folgende Schichten: im Kern Harnsäure und Ammoniumurat. In der zweiten deutlich abgrenzbaren Zone aus groben radiär gestellten Balken aufgebautes Calciumoxalat mit Ausfüllung der Lücken durch Phosphat und Carbonat, in der äußersten Zone phosphorsaure Ammoniakmagnesia reichlich mit Carbonat und Ammoniumurat und Calciumphosphat gemischt. Nur in seltenen Fällen wird das Calciumoxalat nicht so fein geschichtet, sondern in groben wasserklaren Krystallen von rhombischer Gestalt gefunden. Diese Beobachtung wurde schon von Ultzmann gemacht. Auf Tafel 10 b, c, ist ein solcher Stein und auf Tafel 10 a der zugehörige Dünnschliff abgebildet. Man sieht darauf sehr gut die braune Calciumoxalatschicht, der nach außen die Calciumoxalatkrystalle aufgelagert sind. Die nach außen folgende Phosphatschicht ist auf dem Dünnschliff nicht zu sehen. Das Calciumoxalat tritt dann in solchen oktaedrischen Formen auf, oder wandelt sich vielmehr in solche Formen um, wenn auf das Oxalat dauernd ammoniakalischer Harn einwirkt. Bei manchen dieser Steine war im Kern keine Harnsäure nachweisbar, sondern es wurde nur Oxalat gefunden. Ob wirklich ein solcher Harnsäurekern nicht vorhanden war, läßt sich nicht mit Bestimmtheit sagen, da diese Kerne oft so klein sind, daß sie beim Zersägen des Steines entweder nicht getroffen oder zerstört werden. Wir haben mehrere solcher Steine beobachtet, bei denen erst nach längerem Abschleifen doch noch ein solcher kleiner Harnsäurekern gefunden wurde. Von früheren Autoren wurde der Oxalatkern oft beschrieben und auch wir haben kleine reine Oxalatsteine gefunden, die wohl zu Steinkernen hätten Veranlassung geben können. Außer diesen gemischten Steinen, in denen das Calciumoxalat eine mehr oder weniger große Rolle spielt, finden wir solche, in denen es ganz fehlt.

Phosphatsteine.

In diesen herrschen die Phosphate vor, und zwar ist es in erster Linie die phosphorsaure Ammoniakmagnesia, während wie schon oben bei Besprechung der reinen Steine erwähnt wurde, die, die als überwiegende Menge Calciumphosphat enthalten, selten sind.

Auch in der Gruppe der gemischten Steine sind die letzteren selten und ich konnte nur zweimal beobachten, daß sich um einen Kern eine Schale entwickelt hatte, die vorwiegend aus Calciumphosphat bestand. Fast immer ist wie bei anderen gemischten Steinen ein Uratkern vorhanden. Diese Steine finden sich im Nierenbecken, doch noch häufiger in der Blase. Ihre Größe schwankt bedeutend. Ihre Form ist meist eine ovale, aus einzelnen Schichten aufgebaut. Sie sind von meist rein weißer Farbe und blättern leicht der Schichtung entsprechend ab. Ihre Konsistenz ist kreideartig und ihr Bruch erdig. Auf Dünnschliffen finden wir Schichten aus stark lichtbrechenden Kugeln von verschiedener Größe und feinen oft unregelmäßigen Krystallen, die ein lockeres, aber reichlich vorhandenes organisches Gerüst nach der Auflösung der Phosphate zurücklassen.

Während wir uns diese Schalenbildung ohne Entzündungsvorgänge nur durch den Wechsel der Reaktion des Harnes aus einem der unten angeführten Gründe entstanden denken können, sich also das Calciumphosphat neben geringen Mengen der anderen Substanzen des alkalischen Harnes um den vorhandenen Kern ankrystallisiert hat, findet die übergroße Menge von Phosphatsteinen eine ganz andere Erklärung.

Entzündungssteine.

Sie zeichnen sich wie schon oben erwähnt, durch einen starken über die anderen Bestandteile meist überwiegenden Gehalt an phosphorsaurer Ammoniakmagnesia aus. Zugleich beobachten wir meistens reichliche Mengen von Ammoniumurat.

Auch diese Steine werden wie die anderen gemischten meist in der Blase gefunden, doch haben wir sie in verschiedenen Größen und Formen auch im Nierenbecken beobachtet. Ihre Form ist meistens oval, doch auch manchmal kugelig und wenn sie aus dem Nierenbecken stammen, an dessen Form geknüpft. Es folgt hier die quantitative Analysen eines solchen Steines.

Stein 82: Harnsäure 18,2%
Ammoniak 2,5%
Calciumcarbonat 13,5%
Calciumphosphat 26,1%
Natrium 1,1%
Phosphorsaure Ammoniakmagnesia 38,4%
99,8%

Bei diesen besonders aus phosphorsaurer Ammoniakmagnesia aufgebauten Steinen können wir nach dem makroskopischen Aufbau zwei getrennte Gruppen unterscheiden, und zwar finden wir auch hier deutlich geschichtete Steine und solche, bei denen auf der Schnittfläche von einer Schichtung nichts zu sehen ist. Die ersteren sind meist ovale, ziemlich feste kreideartige Steine, deren Schichten sich leicht abblättern. Ihre Farbe ist fast immer ein ziemlich reines Weiß mit einzelnen leicht gelblichen oder braunen Schichten. Die Oberfläche ist meistens etwas rauh. Bei beiden Gruppen wechseln in nicht zu großen Schwankungen Urate, Carbonate und Phosphate ab. Erstere fehlen manchmal ganz (Stein 76 und 89, Tafel 14 und 13 b, c), letztere kommen nach unseren Untersuchungen immer zusammen vor. Sind alle drei Substanzen vorhanden, so kann man die Urate auf den Dünnschliffen an ihrer gelben Farbe und ihrer Kugelform leicht erkennen (Tafel 13a), während die Phosphate und Carbonate, die auch fast immer in derselben Schicht miteinander vermischt vorkommen, sich durch ihre weiße Färbung oder wasserklares Aussehen auszeichnen. Bei Zusatz von verdünnter Salzsäure sind aber Carbonate und Phosphate leicht dadurch trennbar, daß die ersteren sich unter reichlicher Kohlensäureentwicklung auflösen. Bei allen bleibt nach der Auflösung das mehr oder weniger stark entwickelte organische Gerüst zurück.

Eine seltene Form bildet der Stein 103 (Tafel 12a, b, c). Es besteht hier neben der ausgesprochenen konzentrischen Schichtung eine deutliche radiäre Streifung, die sich auch auf dem Dünnschliff sehr gut zeigen läßt. Die Krystalle sind dabei ähnlich wie wir sie oft im Harnsediment finden, in Keilform zu Fächern gruppiert, zur Anlagerung gekommen.

Dieser Stein hat außerdem eine dunklere gelbliche Färbung, die durch ein sehr reichlich vorhandenes organisches Gerüst, das nach Auflösung der Phosphate mit derselben gelben Farbe zurückbleibt, begründet ist. Die Oberfläche dieses Steines ist infolge der stark vorspringenden Phosphatkrystalle bedeutend rauher als die der übrigen Phosphatsteine.

Die lezten Ausführungen bezogen sich auf die geschichteten Steine aus der Gruppe der gemischten Steine. Aber gerade die letztgenannten drei Steinbildner, nämlich die phosphorsaure Ammoniakmagnesia, das Ammoniumurat und das Calciumcarbonat setzen oft Steine zusammen, bei denen eine Schichtung weder am makroskopischen Präparat noch auf Dünnschliffen beobachtet werden kann (Tafel 15 a, b, c). Diese Steine sind meist von runder Gestalt. Ihre Konsistenz ist bimstein- oder kreideartig. Ihre Oberfläche ist meist rauh und höckerig. Der Aufbau ist bedeutend lockerer als der der geschichteten Steine und ihre Färbung schwankt zwischen einem schmutzigen Gelb oder Weiß. Auch hier spielt für die Verschiedenheit des Aufbaues möglicherweise die Entstehungsdauer eine Rolle, insofern, als wir bei schnellerer Entstehung keine so regelmäßige Schichtung erwarten können. Hauptsächlich ist aber die Schichtung dadurch begründet, daß zu verschiedenen Zeiten ein Steinbildner über die anderen vorherrscht, was wiederum durch Reaktionsschwankungen des Urins veranlaßt wird, während bei den locker aufgebauten jedenfalls die Bestandteile während der ganzen Zeit dieselben sind und sich infolgedessen ganz wirr gruppieren.

Auf dem Dünnschliff (Tafel 15 a) finden wir ebenfalls ein ganz wirres Durcheinander von allen möglichen schwer analysierbaren Krystallformen. Sie liegen kreuz und quer durcheinander und unterscheiden sich nur durch ihr Lichtbrechungsvermögen.

Solche locker aufgebauten ungeschichteten Massen von phosphorsaurer Ammoniakmagnesia, Calciumcarbonat, Ammoniumurat mit geringerer Beteiligung des Calcium- und Magnesiumphosphates finden wir nicht nur als selbständige Steine, sondern gerade sie formen auch die Steinbildungen um Fremdkörper und andere Steine, die auf irgendwelche Weise zur ammoniakalischen Harngärung Veranlassung gegeben haben. Solche Steine sind auf Tafel 3 abgebildet. Man sieht mehrere scherbenartige Gebilde aus reiner Harnsäure. Sie haben augenscheinlich einem Stein angehört und sind in der Richtung der konzentrischen Schichtung vielleicht infolge von künstlichen Zerkleinerungsversuchen oder durch dauernde alkalische oder ammoniakalische Reaktion des Harnes, die zu Spontanzertrümmerung von Harnsäuresteinen längs der Schichtung oder im Verlauf der vorgebildeten Sprünge (Tafel 3 b), führen kann, da infolge des Eindringens der alkalischen Flüssigkeit Umkrystallisierung der Harnsäurekrystalle zu Kugeluraten stattfindet, die zum Bersten der Steine führt, auseinandergebrochen ohne entleert zu werden. Daß sie sich nach der Zertrümmerung noch längere Zeit im

Harn aufgehalten haben müssen, geht aus den abgeschliffenen Kanten
hervor. Daß der Urin sich zu dieser Zeit im Zustande der ammoniakalischen Harngärung befand. läßt sich aus den Auflagerungen auf diese
Scherben, die aus phosphorsaurer Ammoniakmagnesia und Carbonaten
bestehen, beweisen. die sich weiß von der gelben Harnsäure abheben.
Auch Stein 78 (Tafel 8) gehört zu dieser Gruppe. Bei ihm handelte
es sich ebenfalls um reine Harnsäuresteine, von denen einer noch
ziemlich erhalten in eine unregelmäßige Schale von wirr angeordneten
Phosphat- und Carbonatmassen eingelagert ist. Auf den Dünnschliffen
von Stein Nr. 37 (Tafel 7 a) kann man aber deutlich den Unterschied
zwischen der gelben konzentrisch geschichteten Harnsäure und den auf-
gelagerten aus kleinen, zum Teil unregelmäßigen, stark lichtbrechenden
Kugeln gebildeten Phosphat- und Carbonatmassen erkennen. Auf
dem Dünnschliff des Steines 78 (Tafel 8 a) zeigt sich dasselbe Bild,
nur ist zwischen der Harnsäure und Phosphatschicht noch eine ziemlich breite Zone von Calciumoxalat eingefügt.

Als letzte Gruppe von Steinen sollen noch die hervorgehoben
werden, die ausschließlich aus phorphorsaurer Ammoniakmagnesia
bestehen. Sie sind reine Entzündungssteine und eine Folge von bak-
terieller Cystitis oder Nephritis mit ammoniakalischer Harngärung.
Der auf Tafel 16 abgebildete Dünnschliff stammt aus der Sammlung von Herrn Geheimrat Ebstein und wird mit seiner Erlaubnis
abgebildet. Dafür sei ihm auch hier bestens gedankt. Der Dünnschliff eines solchen Steines bietet ein sehr charakteristisches Bild, da
die phosphorsaure Ammoniakmagnesia hier sehr feine, lange Nadeln
bildet, die zu kugelartigen Gebilden radiär angeordnet sind.

Zu dieser Gruppe ist auch ein sehr seltener Stein zu rechnen, den
Pommer als reinen Struvitstein bezeichnet und den er in einer epidermi-
sierten Harnblase fand. Es handelte sich dabei um einen Stein, der aus
reinen Ammoniummagnesiumphosphatkrystallen aufgebaut war, die
dem ganzen Gebilde eine zackige Form gaben. Dieser Stein ist wohl
eher, wie die Epidermisierung der Harnblase, die Folge einer chronischen
Entzündung mit ammoniakalischer Harngärung und kaum die Ursache
der Epidermisierung der Harnblase durch chronische Reizwirkung, wie
Pommer annimmt, da wir doch solche Epidermisierungsvorgänge bei
der so häufigen Steinbildung nie beobachten und das Tripelphosphat in
größeren Mengen ohne ammoniakalische Harngärung nicht vorkommt.

Es folgt hier eine Tabelle aller untersuchten Steine mit besonderer Berücksichtigung ihres Aufbaues und ihrer chemischen Zusammensetzung:

Tabelle I. Übersichtstabelle

Laufende Nr.	Nummer der Sammlung	Lage und Zahl			Größe	Gestalt	Oberfläche	Schnittfläche
		Nierenbecken	Ureter	Blase				
1	57			1	Walnuß	oval	glatt	geschichtet
2	74			4	Walnuß	oval	glatt	geschichtet
3	1440	1			Stecknadelkopf	oval	glatt mit kleinen Zacken	nicht geschichtet
4	80			1	Entenei	oval	glatt mit größeren grubigen Vertiefungen	deutlich geschichtet
5	2195 u. 2197 1909, Sekt.-Nr. 44	2			Pflaume	einzelne Fortsätze	leicht höckerig	geringe Schichtung
6	62			1	Pflaume	oval	leicht höckerig	undeutliche Schichtung
7	42			1	Pflaume	oval	glatt	geschichtet
8	34			1	Kirsche	rundlich	glatt	geschichtet
9	65			1	Hühnerei	oval	fein höckerig	geschichtet
10	2166	3			Hirsekorn	rundlich	mit einzelnen Zacken	—
11	Sekt.-Nr. 179, 1910	viele			staubartig	—	—	—
12	15	4			Kirschkern	facettenartig	glatt	geschichtet
13	48			1	Pflaume	oval (nicht sicher da jetzt zertrümmert)	fein höckerig	äußere Rinde geschichtet, nach innen mehr bröcklig, sandig
14	52			1	6 × 3 × 1 cm	stark abgeplattet	glatt	geschichtet
15	—	ca. 20 eines Hundes			Hanfkorn	rundlich	glatt	—
16	969 1906, Sekt.-Nr. 143	1			Kirschkern	oval	fein höckerig	—
17	2925 1909, I. S. N. 988	2			Apfelkern	unregelmäßig	grobe Zacken	fein geschichtet

über die Steine.

Kern	Chemische Zusammensetzung	Klinische und anatomische Diagnose	Abbildung	Dünnschliff
geschichtet, Harnsäure	Harnsäure, Calciumcarbonat, Spur Natrium. Quantitative Analyse. S. 27	—	Tafel 1 b, c	Tafel 1 a
nicht geschichtet, Harnsäure und Ammoniak	Harnsäure. Ammoniak. Calciumcarbonat. Natrium. Quantitative Analyse. S. 27	—	Tafel 3 a. b	nicht abgebildet, grob geschichtet wie Nr. 57 (1)
—	Harnsäure. Ammoniak. Spur Natrium	K. D. Atrophie, Furunkulose. Sepsis. A. D. Pädatrophie. Harnsäurekonkrement der rechten Niere. 1907. Sekt. Nr. 409.	—	kleine gelbe Kugeln und einzelne harnsaure Schichten (nicht abgebildet)
nicht geschichtet. Harnsäure und Ammoniak	Harnsäure. Ammoniak (Spur), Calciumcarbonat Natrium (Spur)	—	—	—
nicht abgrenzbar. Harnsäure und Ammoniak	Harnsäure, Ammoniak, Calciumcarbonat. Natrium, Qualitative Analyse. S. 26	K. D. Myelogene Leukämie. Nephritis. A. D. Myelose des Knochenmarks. der Leber. der Milz. Große Harnsäuresteine beider Nierenbecken. 1909. Sekt. Nr. 44.	S. 30	Harnsäureschichten mit kleinen gelben Kugeln unterbrochen (nicht abgebildet)
nicht abgrenzbar. Harnsäure und Ammoniak	Harnsäure. Ammoniak, Calciumcarbonat. Natrium, Quantitative Analyse. S. 26	—	Tafel 2 b. c	Tafel 2 a wie Nr. 2197 (5)
Harnsäure und Ammoniak	Harnsäure. Ammoniak Calciumcarbonat. Natrium. Quantitative Analyse. S. 27	—	—	wie Nr. 57 (1)
Harnsäure und Ammoniak	Harnsäure. Natrium. Calciumcarbonat	—	—	wie Nr. 57 (1)
nicht geschichtet. Harnsäure und Ammoniak	Harnsäure. Spur Ammoniak. Natrium; in den weißen Zonen Spur Phosphorsäure	—	Tafel 5 b. c	Tafel 5 a
—	Harnsäure. Ammoniak. Natrium	Niere o. B.	—	wie Nr. 62 (6)
—	Harnsäure. Ammoniak, Natrium	Hydonephrose	—	—
kaum abgrenzbar	Harnsäure. Ammoniak. Natrium, Calciumcarbonat, Magnesium Quantitative Analyse. S. 27	Lungencarcinom, geringe Hydronephrose, Sepsis	—	wie Nr. 57 (1) (nicht abgebildet)
—	Harnsäure. Spur Ammoniak. Natrium. Calciumcarbonat	—	—	—
nicht geschichtet, Harnsäure und Ammoniak	Harnsäure. Ammoniak Natrium. Calciumcarbonat	—	wie Nr. 57	wie Nr. 57 (1)
—	Harnsäure. Ammoniak, Natrium	o. B.	—	wie Nr. 62 (6)
—	Cystin	K. D. Bronchopneumonie, Nephritis. A.D. Bronchopneumonie. Nephr. parenchymatosa. Nierenbeckenstein links.	S. 32	Tafel 3 e
—	Calciumoxalat	K. D. Nephrolithiasis. A. D. Pyelonephritis, Markcyste	Tafel 4 b	Tafel 4 a, c

Tabelle I. Übersichtstabelle

Laufende Nr.	Nummer der Sammlung	Nieren-becken	Ureter	Blase	Größe	Gestalt	Oberfläche	Schnittfläche
		Lage und Zahl						
18	2124 1908, Sekt.-Nr. 445	1 in Cyste an der Oberfläche der Niere			Kirschkern	oval	feine Zacken	—
19	89			1	Hühnerei	oval	glatt	geschichtet
20	185			1	Gänseei	oval	rauh	grob geschichtet
21	1492	3			—	korallenartig, das Nierenbecken ausfüllend	korallenartig, miteinander artikulierend	undeutlich geschichtet
22	9573	1			bohnengroß	—	rauh	undeutlich geschichtet
23	78			1	8 × 3 cm	an einer Seite kugelig nach der anderen zugespitzt	rauh	im kugeligen Teil geschichtet
24	17			1	Taubenei	rundlich	grob höckerig	grob strahlig
25	101			1	7 cm Dm.	linsenförmig	glatt	grob geschichtet
26	2232	3		3	bohnengroß	—	rauh	—
27	63			1	—	—	—	
28	1729	3—5		massenhaft	Stecknadelkopf bis Erbsengröße	rundlich	glatt	geschichtet
29	1578	1			Bohne	—	rauh	—
30	Sekt.-Nr. 197, 1910	6			Hanfkorn- bis Erbsengröße	rundlich	glatt	geschichtet
31	33			1	Kirsche	rundlich	grob höckerig	geschichtet
32	76			1	Hühnerei	oval	glatt	geschichtet
33	28			1	Taubenei	oval	rauh	geschichtet

über die Steine (Fortsetzung).

Kern	Chemische Zusammensetzung	Klinische und anatomische Diagnose	Abbildung	Dünnschliff
—	Calciumoxalat	K. D. Obrkiefertumor. A. D. Ca d. Oberkiefers. Markcysten der Niere Tafel mit Konkrementbildung in beiden	S. 33	wie Nr. 17
nicht geschichtet, Harnsäure und Ammoniak, Phosphorsäure	Calciumcarbonat und Phosphat, Magnesiumphosphat, phosphorsaure Ammoniakmagnesia. Urat. Natrium.	—	Tafel 13 b, c	—
nicht geschichtet keine Harnsäure	Calciumcarbonat, -phosphat und -oxalat, Ammoniak, Natrium; außen: phosphorsaure Ammoniak magnesia und Ammoniumurat, dazu Natrium	—	wie Nr. 81 (44)	wie Nr. 81 (44)
nicht abgrenzbar	Calciumphosphat und -carbonat, Ferriphosphat. Natrium	Hydronephrose	—	—
—	Calciumcarbonat und -phosphat, phosphorsaure Ammoniakmagnesia. Calciumoxalat, Ferriphosphat und Natrium	Hydro- und Pyonephrose	—	—
nicht geschichtet, Harnsäure und Ammoniak	Harnsäure, Ammoniak, Calciumoxalat. Natrium; außen: Calciumcarbonat und -phosphat, phosphorsaure Ammoniakmagnesia. Natrium	...	Tafel 8 b, c	Tafel 8 a Übergang der Kugelschicht in die wirre Schicht
nicht geschichtet, Harnsäure und Ammoniak	Calciumoxalat-, -carbonat und -phosphat. Natrium	—	wie Nr. 86 (43)	wie Nr. 86 (43)
nicht geschichtet, Harnsäure und Ammoniak	Harnsäure, Ammoniak, Calciumcarbonat und -phosphat; in den braunen zackigen Zonen Calciumoxalat; außen: dazu Phosphorsäure. Ammoniakmagnesia. Natrium	—	Tafel 6 b, c	Tafel 6 a Urat und Oxalat nebeneinander
—	Calciumcarbonat und -phosphat, phosphorsaure Ammoniakmagnesia. Natrium	Pyelonephritische Schrumpfniere	—	—
nicht geschichtet, Harnsäure und Ammoniak	Calciumoxalat. -phosphat und -carbonat. Natrium	—	—	—
—	Phosphorsaure Ammoniakmagnesia. Calciumcarbonat und -phosphat. Natrium	Chronische Pyelonephritis und Cystitis	—	—
—	Calciumoxalat. -carbonat und -phosphat. phosphorsaure Ammoniakmagnesia. Natrium	Pyelonephritis purulenta Abszeßbildung	—	—
nicht abgrenzbar	Urate. Ammoniak. Calciumphosphat und -carbonat, phosphorsaure Ammoniakmagnesia. Natrium	Pyelonephritis	—	—
nicht geschichtet, Harnsäure und Ammoniak	Ammoniumurat und Calciumoxalat abwechselnd; Calciumcarbonat und -phosphat, Natrium		—	Tafel 11 a, b
grobporig, keine Harnsäure	Calciumcarbonat und -phosphat, phosphorsaure Ammoniakmagnesia, Natrium. Ferriphosphat		Tafel 14 b, c	Tafel 14 a
nicht geschichtet, Harnsäure und Ammoniak	Calciumcarbonat und -phosphat, Ammoniumurat, phosphorsaure Ammoniakmagnesia. Natrium	...	—	Tafel 13 a

Tabelle I. Übersichtstabelle

Laufen- de Nr.	Nummer der Sammlung	Lage und Zahl			Größe	Gestalt	Oberfläche	Schnittfläche
		Nieren- becken	Ureter	Blase				
34	58			1	Entenei	oval	fein höckerig	teilweise geschichtet
35	71			1	Hühnerei	oval	glatt	teilweise geschichtet
36	108	viele		Schleim- haut viel- fach in- krustiert	verschieden bis Erbse	unregelmäßig	teilweise glatt	teilweise geschichtet
37	—	ca. 10 einer Kuh			Hanfkorn	rundlich	glatt	teilweise geschichtet
38	18		1		Bohne	oval	höckerig	—
39	37			ca. 30	verschieden	unregelmäßig bis Haselnuß	teilweise glatt teilweise rauh	innen geschichtet
40	91			1	—	—	glatt	teilweise geschichtet
41	93			1	klein, hühnerei- groß	oval	glatt	geschichtet
42	61			1	Walnuß	kugelig	fein höckerig	nicht geschichtet
42	83			1	klein, apfelgroß	kugelig	höckerige, bims- steinartige, ca. 6 mm dicke Schale, die leicht abspringt, dar- unter fester Kern mit glatter Ober- fläche	Kern deutlich geschichtet
43	86			1	Walnuß	kugelig	grob höckerig	nicht geschichtet
44	81			1	Hühnerei	oval	glatt	teilweise geschichtet
45	(557)	3			bis Erbse	kugelig	glatt	teilweise geschichtet
46	82			1	Walnuß	oval	fein höckerig	nicht geschichtet
47	32			1	Haselnuß	kugelig	fein höckerig	geschichtet
48	(200)			große Mas- sen von Konkre- menten	bis Hanfkorn	unregelmäßig	—	—

über die Steine (Fortsetzung).

Kern	Chemische Zusammensetzung	Klinische und anatomische Diagnose	Abbildung	Dünnschliff
nicht geschichtet, Urate, Oxalat, Phosphat, Carbonat, Blut	Harnsäure, Urate, Natrium Phosphate	—	Tafel 3 c, d	— wie Nr. 43
nicht geschichtet, Harnsäure und Ammoniak	innere Schicht: Oxalat, Phosphat, Carbonat; äußere Schicht: Urate, Carbonate, phosphorsaure Ammoniakmagnesia, Natrium	—	Tafel 9 d, e	
nicht abgrenzbar	Carbonate, Phosphate, Natrium, phosphorsaure Ammoniakmagnesia	Carcinom des Magens hochgr. Pyelonephritis	—	—
nicht abgrenzbar	Carbonate, Phosphate, Natrium	Niere o. B.	—	—
—	Carbonate, phosphorsaure Ammoniakmagnesia, Natrium	hochgrad. Hydronephrose	—	—
nicht abgrenzbar	innere Schicht: Harnsäure; äußere: Phosphate und Carbonate Natrium	—	Tafel 7 b	Tafel 7 a
Phosphorsaure Ammoniakmagnesia	Carbonate, Phosphate, Oxalat, phosphorsaure Ammoniakmagnesia, Natrium	—	—	—
nicht geschichtet, Harnsäure und Ammoniak	Harnsäure, Ammoniak, Calciumcarbonat, Natrium, Calciumoxalat	—	—	wie Nr. 57 (1)
nicht geschichtet, Harnsäure und Ammoniak	Harnsäure, Ammoniak, Carbonate, Phosphate, phosphorsaure Ammoniakmagnesia, Natrium	—	Tafel 15 b, c	Tafel 15 a
Carbonate, Phosphate, Ammoniak	Carbonate, Phosphate, phosphorsaure Ammoniakmagnesia, Natrium	—	—	—
nicht geschichtet, Harnsäure und Ammoniak	Calciumoxalat, Phosphate, Carbonate, Natrium Quantitative Analyse. S. 36	—	Tafel 9 b, c	Tafel 9 a
Harnsäure und Ammoniak	innere Schicht: Calciumoxalat, Phosphate und Carbonate; äußere Schicht: Urate, Carbonate, Calciumphosphat, Ammoniak, Natrium, Quantitative Analyse. S. 37	—	Tafel 10 b, c	Tafel 10 a
nicht abgrenzbar	Harnsäure, Ammoniak, Phosphate, Carbonate, Natrium	—	—	—
nicht abgrenzbar	Ammoniumurat, Carbonate, Phosphate, phosphorsaure Ammoniakmagnesia, Natrium Quantitative Analyse. S. 41	—	—	wie Nr. 61 (42)
nicht scharf abgrenzbar	Harnsäure, Ammoniak, Carbonate, Phosphate, phosphorsaure Ammoniakmagnesia, Natrium	—	—	wie Nr. 28 (33)
—	Calciumcarbonat und -phosphat, phosphorsaure Ammoniakmagnesia, Natrium	Cystitis, Kalkinfarkte in der Niere	—	—

Tabelle I. Übersichtstabelle

Laufende Nr.	Nummer der Sammlung	Lage und Zahl			Größe	Gestalt	Oberfläche	Schnittfläche
		Nieren-becken	Ureter	Blase				
49	94			1	Gänseei	oval	glatt	geschichtet
50	29			1	kleine Feige	Feige	glatt, mit einigen kleinen Höckern	porös geschichtet
51	107			1	Hühnerei	oval	fein höckerig	teilweise geschichtet
52	100			1	kleine Pflaume	lang oval	fein höckerig teilweise glatt	teilweise geschichtet
53	(173)	3			bis Erbse	oval	fein höckerig	teilweise geschichtet
54	1767	1			klein, kirschgroß	flach, oval	fast glatt	
55	103			1	6 cm Dm.	flußsteinartig	grob höckerig	teilweise geschichtet und deutlich radiär gestreift
56	500	7			Hanfkorn	unregelmäßig	fein höckerig	—

Die Frage der Beteiligung und Herkunft des **organischen Gerüstes** habe ich einer sehr eingehenden Prüfung unterzogen, um die Widersprüche, die sich namentlich in den Anschauungen Ebsteins und Schreibers einerseits und denen von Moritz und Aschoff andererseits ergeben haben, aufzuklären. Wie schon erwähnt, stellt Ebstein das Auftreten der eiweißhaltigen Gerüstsubstanz in den Vordergrund der die Steinbildung veranlassenden Faktoren und stützt sich dabei neben seinen mikroskopischen Beobachtungen auf die positiven chemischen Eiweißreaktionen. Moritz fand schon in jedem Harnsäurekrystall, das normalerweise im Harn auskrystallisiert oder künstlich zum Ausfallen gebracht wird, ein färbbares organisches Gerüst nach Auflösung der krystallinischen Substanz. Er konnte auch damit die Biuretreaktion anstellen, während Schreiber, der diese Arbeiten nachprüfte, wohl eine Färbbarkeit, aber keine Eiweisreaktion beobachten konnte.

Es erhebt sich die Frage, wodurch dieser Widerspruch zustande kommt. Ich habe, um diese Frage zur Entscheidung zu bringen, größere Mengen, im ganzen 15 l., eiweißfreien Harn gesammelt, mit Salzsäure schwach angesäuert und die Harnsäure ausgefällt. Ich

über die Steine (Fortsetzung).

Kern	Chemische Zusammensetzung	Klinische und anatomische Diagnose	Abbildung	Dünnschliff
Harnsäure	Calciumcarbonat, Calciumphosphat, Natrium	—	—	—
	Harnsäure, Ammoniak, Carbonate, Phosphate, phosphorsaure Ammoniakmagnesia, Natrium	—	—	—
Harnsäure und Ammoniak	innere Schicht: Oxalat, Phosphat, Carbonat: äußere Schicht: Phosphat, Carbonat, phosphorsaure Ammoniakmagnesia, Natrium	—	—	wie Nr. 81 (44)
Urate, Phosphate, Natrium	Urate, Phosphate, Carbonate, phosphorsaure Ammoniakmagnesia, Natrium	—		
—	Urate, Natrium, Carbonate, Phosphate, phosphorsaure Ammoniakmagnesia	Pyelonephritis, Hydronephrose geringen Grades	—	—
—	Urate, Calciumcarbonat und -phosphat, phosphorsaure Ammoniakmagnesia, Natrium		—	—
Phosphate und Carbonate geschichtet	phosphorsaure Ammoniakmagnesia, Calciumphosphat und -carbonat	—	Tafel 12 b, c	Tafel 12 a
—	Harnsäure, Ammoniak	—		wie Nr. 62 (6)

erhielt etwa 3 g stark gefärbter rotbrauner Krystalle, die öfters gewaschen, zur Untersuchung ihres Gerüstes dienten.

Zuerst ein Wort über die Form der Krystalle. Wird der Urin angesäuert, so treten Krystalle auf, die meist eine mehr rechteckige Form haben und aus lauter feinen Nadeln zusammengesetzt sind, wie wir sie in Steinen finden. Wird der Harn schwach oder gar nicht angesäuert, so fallen kleinere und typische Wetzsteinformen aus. Beide haben ein organisches Gerüst von mehr oder weniger dunkelbrauner Farbe, nur scheint es bei den künstlich ausgefällten reichlicher zu sein. Die die groben rechteckigen Krystalle bildenden Nadeln müssen wir als feine wetzsteinartige Gebilde auffassen.

Neben diesen aus dem Harn gewonnenen Material wurden andere Versuche mit fein pulverisierten Steinen verschiedener chemischer Zusammensetzungen, besonders solchen aus reiner Harnsäure und solchen, die in entzündeter Blase entstanden waren, angestellt. Es ergab sich dabei sowohl für die sedimentierten Harnsäurekrystalle als auch für die reinen Harnsäuresteine bei der chemischen Untersuchung eine Schwierigkeit, die vielleicht schon früher zu Irrtümern Anlaß gab. Ich löste die Harnsäure in verdünnter Natronlauge und goß die

Lösung mehrmals von dem zurückbleibenden, sich zu Boden setzenden organischen, braungefärbten Niederschlage ab. Darauf stellte ich mit dem Rückstande die Biuretprobe an, die für beide Substanzen positiv ausfiel. Die mit chemisch reiner Harnsäure angestellte Kontrollprobe zeigte jedoch in verdünnter Natronlauge gelöst, ebenfalls deutliche Violettfärbung nach Zusatz von Kupfersulphatlösung. Es blieb also immer die Frage offen, ob das Gerüst, das als braungefärbte Substanz zurückgeblieben war, nicht noch Spuren von Harnsäure enthalten hatte. Ich setzte deshalb das Auswaschen mit verdünnter Natronlauge während mehrerer Tage fort und erhielt schließlich eine sicher reine Substanz, die keine Murexidprobe mehr gab. Die damit angestellte Biuretprobe fiel, da die weitere Schwierigkeit besteht, auf die übrigens schon Schreiber aufmerksam gemacht hatte, daß es sich um stark braungefärbte Lösungen handelt, die einen violetten Ton leicht verdecken oder vortäuschen, so zweifelhaft aus, daß ich keine Schlüsse daraus zu ziehen wagte. Die Xanthoproteinprobe erwies sich dagegen mit beiden Substanzen als positiv, wenn auch hier die obengenannte starke Braunfärbung der organischen Substanzen zu Irrtümern Veranlassung geben kann, die man erst nach längerer Übung und durch Kontrollproben ohne Zusatz von Salpetersäure ausschließen lernt. Die Schwefelbleiprobe fiel ebenfalls positiv aus. Die Färbbarkeit der Substanzen ist schon früher erwähnt und wurde sowohl mit Hämatoxylin als mit Methylenblau nachgeprüft. Aus allen meinen Untersuchungen geht jedenfalls mit vollkommener Gewißheit hervor, daß es sich bei den reinen Harnsäuresteinen sowohl wie bei den Sedimenten aus eiweißfreiem Harn um ein organisches Gerüst handelt, daß eine deutliche Färbbarkeit besitzt und Eiweißreaktionen gibt.

Den größten Wert muß man dabei meiner Ansicht nach weniger auf die positive Eiweißreaktion legen als vielmehr auf die unbestreitbare Tatsache, daß sich beide Substanzen bis in die kleinsten Kleinigkeiten hinein gleich verhalten. Es geht daraus hevor, daß sich der ausfallende Harnsäurekrystall, ob das im Organismus geschieht oder im gelassenen Harn, mit einem Gerüste versieht, das auch das nur in Spuren im normalen Urin vorhandene Eiweiß, welches sich selbst mit feinen Eiweißproben nicht mehr nachweisen läßt, enthält. Der Beweiß läßt sich natürlich nur mit größeren Mengen solcher Substanzen erbringen.

Daß wir aber unter Umständen größeren Eiweißmengen in den Steinen begegnen, geht aus folgender Tatsache hervor: der Harn führt gerade während der Zustände, bei denen wir eine vermehrte Harnsäureausscheidung finden, nämlich in den ersten Lebenstagen des Kindes und bei der Leukämie immer nachweisbare Eiweißmengen. Beim Neugeborenen tritt in 40—100% (Czerny und Steinitz in v. Noordens Handbuch, Bd. II. S. 440) Eiweißausscheidungen auf, und zwar kann es schon im ersten Urin gefunden werden oder erst am zweiten Tage um nach 5—10 Tagen wieder zu verschwinden. Diese Albuminurie wird von einigen Autoren (Flensburg, v. Noordens Handbuch 1907, S. 441) auf die starke Harnsäureausscheidung und die dadurch bewirkte Nierenreizung zurückgeführt.

Sollte diese Annahme richtig sein — und dafür spricht wohl das Auftreten von Albumen bei experimentell erzeugten Infarkten, das von Ebstein bei seinen Versuchen immer beobachtet wurde —, so spräche das doch nicht gegen die führende Rolle der Harnsäurekrystallisation. Wir haben bei beiden Erkrankungen nur eine vermehrte Eiweißmenge, die zu einer Aufnahme von mehr Eiweißsubstanzen in die Harnkrystalle führt als im normalen Urin. Ähnlich mögen sich die Verhältnisse bei Menschen, die größere Mengen von Harnsäure als harnsauren Gries ausscheiden, verhalten. An solchem Gries stellte Ebstein seine Hauptuntersuchungen an und konnte an deren Gerüst eine positive Biuretprobe erzielen. Leider stand mir harnsaurer Gries zur Untersuchung nicht zu Gebote.

Der Versuch, den Schreiber als Gegenbeweis gegen die Annahme von Moritz anstellte, und der darin bestand, daß er Harnsäure in eiweißhaltiger Lösung auskrystallisieren ließ und bei dem er typische Wetzsteinformen mit deutlichem organischen Gerüst, das auch positive Biuretreaktion gab, fand, scheint mir ebenfalls eher ein Beweis für als gegen die Theorie zu sein, daß die Harnsäurekrystallbildung das primäre und das Gerüst das sekundäre ist, denn er brachte ja die Harnsäure zum Ausfallen, und da die Lösung stark eiweißhaltig war, gelang eine Biuretprobe leicht, da die Harnsäure viel Eiweiß mitgerissen hatte. Der von Schreiber angestellte Versuch deutet auch noch in anderer Richtung darauf hin, daß die Krystallbildung das Primäre ist. Käme nämlich die Eiweißfällung zuerst zustande, so wäre nicht zu verstehen, warum typische Harnsäurekrystalle entstehen sollten, da das Eiweiß die Form vorschreiben müßte.

Bei ähnlichen Versuchen, die ich auch mit anderen Substanzen, wie harnsaurem Natron und Alaun angestellt habe, und zwar immer vergleichsweise in destilliertem Wasser und eiweißhaltiger Lösung

(Hydrocelenflüssigkeit) waren die Krystallformen immer dieselben. Schade, der dagegen die primäre Fällung der kolloidalen Substanzen künstlich bewirkte, beschreibt Gebilde, bei denen das Eiweiß die Form veranlaßt hat und die mit ihrer weichen Konsistenz mit wirklichen Steinen nicht zu vergleichen sind.

Wäre das Eiweiß die Veranlassung zur Steinbildung, so wäre nicht zu verstehen, warum bei vielen Erkrankungen, bei denen eine Eiweißausscheidung stattfindet, eine Steinbildung nicht zustande kommt, oder man müßte wieder eine bestimmte Eiweißart annehmen, wie etwa beim steinbildenden Katarrh Meckels. Auch in den Fällen von Fibrinkonkrementen, die oben erwähnt wurden und die zu einer richtigen Steinbildung Veranlassung hätten geben können, ist eine solche nicht eingetreten. Peipers Fall weist einen Harnsäurekern auf, der jedenfalls primär vorhanden war. Sonst sah er in der homogenen Masse auch höchstens einzelne Krystalle.

Aus den angeführten Tatsachen ergibt sich meiner Ansicht nach unzweifelhaft der Beweis, daß die Krystallbildung der steinbildenden Substanzen das Primäre ist, die das Eiweiß, das in einer Lösung vorhanden ist, je nach seiner quantitativen Anwesenheit miteinschließt. Zuletzt möchte ich noch auf Vorgänge aus der Mineralogie hinweisen, die geeignet sind, diese Tatsache zu bekräftigen. Es gibt auch unter den Mineralien einzelne, die das Vermögen besitzen, organische Gerüste aufzunehmen, die oft die Färbungen des Minerals veranlassen. Dazu gehören (nach Delesse, zit. nach Naumann-Zirkel) Gips, Quarz, Topas, Opal und Baryt u. a.

Aus meinen eigenen Untersuchungen über das organische Gerüst ist noch nachzutragen, daß die Steine, die aus entzündeter Blase stammten, und von denen ich, um der Schwierigkeit, die ich anfangs erwähnte, aus dem Wege zu gehen, solche wählte, die gar keine Harnsäure enthielten, ebenfalls ein aber quantitativ viel reichlicheres Gerüst enthalten, daß die Biuretprobe und ebenso die anderen Eiweißreaktionen mit größter Deutlichkeit gaben.

Wir können schon an den nach Auflösung der krystallinischen Substanzen von Steinstücken zurückbleibenden Gerüsten gewisse Unterschiede konstatieren, die für die Diagnose nicht unwesentlich zu sein scheinen. Die aus dem normalen schwachsauren Urin stammenden Steine haben ein heller oder dunkler braungefärbtes Gerüst, das weniger dicht ist und geringere Eiweißmengen enthält. Es gehören dazu die Harnsäure-, Oxalat-, Xanthin- und Cystinsteine, die infolgedessen auch alle eine deutlich gelbe bis braune Färbung aufweisen. Je dichter das Gerüst, desto dunkler die Farbe. Die Oxalatsteine sind durchweg dunkler gefärbt als die Harnsäuresteine, da bei ihnen die einzelnen Schichten bedeutend schmäler sind und dichter aufeinander folgen. Die in Betracht kommenden Farbstoffe sind das Urochrom, das Uroerythrin und bei Säurezusatz auch das Urorosein. Die aus alkalischem oder ammoniakalisch gärendem Urin sich entwickelnden Steine enthalten ein höchstens schwach gelblichgefärbtes, im letzteren Falle meist sehr umfangreiches Gerüst. Die Steine sind daher meist rein weiß oder gelblich gefärbt. Auch hier wird die Färbung durch das organische Gerüst bewirkt, und zwar so, daß eine stärkere Beteiligung einen mehr gelben Ton veranlaßt, der auch gleichzeitig auf eine Entstehung in eiweißreichem Urin hindeutet. Zu dieser Gruppe gehören die gemischten Steine, die meist Phosphate und Carbonate, phosphorsaure Ammoniakmagnesia und Ammoniumurat enthalten. Für die Gruppe von Steinen, die auch größere Mengen von Calciumoxalat in breiten Schichten enthalten, müssen Reaktionsschwankungen des Harns angenommen werden.

Da die Frage des organischen Gerüstes so oft in ursächlichen Zusammenhang mit der Steinbildung gebracht wurde, so leitet uns das vorige Kapitel zu dem über die Pathogenese der Steine über, obwohl nach meiner Ansicht ein solcher Zusammenhang nicht besteht. Wenn ich aber alle Untersuchungen, sowohl die früherer Autoren als meine eigenen mit Berücksichtigung auch der experimentellen, noch einmal zusammenfasse und kritisch betrachte, so scheint sich folgendes ungezwungen zu ergeben: Beim Ausfallen der Harnkrystalle, diffundiert in sie hinein ein je nach dem Eiweißgehalt der Flüssigkeit deutlich oder weniger deutlich nachweisbares Gerüst. So haben wir in den reinen Harnsäuresteinen, die im normalen Urin anwachsen, einen geringeren, in dem aus eiweißreichen Harn stammenden Entzündungssteinen einen stärkeren Eiweißgehalt des Gerüstes.

Nachdem wir also die Beteiligung des organischen Gerüstes in ihrer Bedeutung für die Steinbildung auf ihr verdientes Maß eingeschränkt haben, bliebe noch übrig, die wirklichen **Ursachen für die Bildung der Steine** zu suchen. Wir müssen dabei meiner Ansicht nach zwischen der ersten Entstehung eines Steines und seinem weiteren Wachstum eine strenge Scheidung machen. Da die letztere Frage leichter entscheidbar scheint, möchte ich sie zuerst behandeln.

Setzt man den Fall, daß im Nierenbecken oder in der Blase sich ein Harnsäurekonkrement befindet, das durch seine Größe an der Ausschwemmung auf normalem Wege verhindert wird, so bietet es durch seinen konstanten Säuregrad, in dem in seiner Reaktion in geringem Grade schwankenden normalen Urin eine dauernde Veranlassung zur Anlagerung neuer Krystalle und wächst zwar langsam, aber regelmäßig zu einem Harnsäurestein an, ohne daß er irgendwelche Erscheinungen zu machen braucht. Wir erhalten dabei die oft unzähligen Schichten. Die Oberfläche bleibt glatt, die Farbe wechselt in geringen Nuancen von gelb bis braun und richtet sich nach den einzelnen Schichten, so daß wir annehmen können, daß sie der Farbe des jeweiligen Harnes entsprechen. Als Beweis für ein Wachstum im normalen Harn möchte ich auf die Versuche von Pfeiffer hinweisen, der kleine Harnsäuresteine in täglich erneuertem Normalurin in verhältnismäßig kurzer Zeit um ein Fünftel ihrer Größe anwachsen sah.

Sind die Steine klein, so können sie fast kugelrund sein, da sie leicht in dem sie umgebenden Urin umherrollen, und sich infolgedessen die Anlagerung von neuen Krystallen auf allen Seiten gleichmäßig vollzieht. Sind sie größer, so werden sie schwerer beweglich, und ihr Wachstum bleibt an den Stellen, an denen sie der Wand aufliegen, zurück. So erhalten wir die flußsteinartigen Formen, die gewöhnlich zwei abgeplattete Seiten zeigen und die häufigste Form darstellen. Auch die Hirschgeweih- und Korallenformen, die im Nierenbecken beobachtet werden, verdanken ihre Gestalt einem derartig eingeschränkten Wachstum. Im übrigen ist für die Form der Steine noch die Form des Kernes maßgebend. Es läßt sich bei Steinen, die eine sogenannte „Facettenform" besitzen, nachweisen, daß diese durch die Kernform veranlaßt ist. Lagern sich zwei kleine kugelartige Kerne aneinander, so entsteht durch ein gleichmäßiges Überkleiden mit regelmäßig aufeinanderfolgenden Schichten eine längliche Form. Geben drei kleine kugelige Kerne als Gesamtkern zur Steinbildung Veranlassung, so erhalten wir eine annähernde pyramidenförmige Anordnung usw. Diese Formen werden bei den langsam und regelmäßig wachsenden Steinen lange beibehalten. Ob ein gegenseitiges Abschleifen mehrerer Steine stattfindet, ist sehr zweifelhaft, doch kann ein gegenseitiges Aneinanderlagern von Steinen in engem Raum, wie wir es im Nierenbecken öfters finden, das Wachstum an den aneinanderliegenden Stellen so behindern, daß eine Art Artikulation entsteht. Meiner Ansicht nach kommt die Facettenbildung sicher nicht auf die von Schade für die Gallensteine angenommene Weise zustande, der künstlich Facettensteine dadurch erzeugte, daß er Kittkugeln in eine Gummiblase zusammenpreßte. Dafür müßten wir eine lehmartige Weichheit der Steine annehmen, die bei der Starrheit der die Steine bildenden Krystalle ganz ausgeschlossen ist.

Die eben beschriebene Art von Steinen, nämlich die langsam wachsenden, geschichteten reinen Harnsäuresteine, ist bei weitem die häufigste nach allen Statistiken. Die Ansicht Klemperers, daß Oxalatsteine häufiger seien, steht ziemlich vereinzelt da.

Es ist gar nicht nötig, für das Wachstum dieser Steine eine Diathese oder einen anderen Grund anzunehmen, da sowohl die Harnsäure als auch das organische Gerüst in genügenden Mengen im normalen Harn vorhanden sind, um eine immer erneute Anlagerung von Krystallen zu veranlassen.

Ebenso vollzieht sich sicherlich das Wachstum der anderen Steine, soweit sie aus regelmäßigen Schichten bestehen. So der reinen Oxalatsteine, für die wir einen Oxalatkern annehmen müssen, als auch der Phosphatsteine. Für die letzteren müssen wir natürlich die weitere Voraussetzung geben, daß der Harn alkalische Reaktion besitzt, wie wir das bei vielen Menschen fast physiologisch nach bestimmter Diät, die reich an kohlensauren Alkalien ist, oder nach reichlichen Fleischmahlzeiten durch die starke Säuresekretion während der Magenverdauung oder anderen stärkeren Säureverlusten (Neuberg, v. Noordens Handbuch) finden. Die sogenannte juvenile Form der Phosphaturie, für die allein Berechtigung besteht, sie als Anomalie zu bezeichnen, kommt bei der Steinbildung vielleicht weniger in Betracht, da Phosphatsteine bei Kindern relativ seltener sind. Ein weiterer Grund für das Alkalischwerden des Harnes scheint mir bisher sehr vernachlässigt, wenigstens finde ich ihn nirgends erwähnt. Führt ein Steinkern zu Blutungen, was ja sehr häufig in der Blase geschieht und was bekanntlich zu den ersten Symptomen des Blasensteines gehört, so genügt eine geringe Blutmenge, um die labile Reaktion des Harnes zum Umschlag nach der alkalischen Seite zu veranlassen. Ebenso können durch Schleimhautreizung entstandene zuerst aseptische Eiterungen wirken. Wir finden daher die sekundäre Phosphatsteinbildung sehr häufig um Steinkerne, die durch ihre stark höckerige Oberfläche zu Blutungen und Eiterungen Veranlassung geben. Eine Infektion dieses Blaseninhaltes mit Ausfällung der phosphorsauren Ammoniakmagnesia gehört im weiteren Verlauf zu den beinahe notwendigen Folgeerscheinungen. Dabei tritt auch das Ammoniumurat als Steinbildner auf, während die Harnsäure vorher während der rein alkalischen Reaktion in Lösung geblieben war. In anderen Fällen wird die alkalische Reaktion durch bestimmte bakterielle Infektionen bewirkt, und es treten dabei außer den Phosphaten in den Sedimenten **phosphorsaure Ammoniakmagnesia** und **Ammoniumurat** auf. Immer finden wir bei alkalischer Reaktion auch mehr oder weniger große Mengen von Calciumcarbonat. Wir sehen daraus, daß alle sich im alkalischen Urin entwickelnden Steine im Gegensatz zu denen aus dem sauren Urin mehrere Substanzen enthalten. Für die Formen der Steine, die sich im alkalischen Harn um einen angenommenen Kern entwickeln, gilt dasselbe wie für die reinen geschichteten Harnsäuresteinen. Es handelt sich sicher bei allen diesen Steinbildungen um Vorgänge, die sich über eine lange Zeit hinziehen. Der geringe Säuregrad des Harnsäuresteins veranlaßt nur ein langsames Auskrystallisieren der geringen Harnsäuremengen in der umgebenden Flüssigkeit. Ebenso liegen die Verhältnisse bei den geschichteten Phosphatsteinen, deren ganzer Aufbau auch auf ein langsames Wachstum hindeutet. Bilden sie sich um einen Harnsäurekern, so müssen wir annehmen, daß die saure Reaktion des Harnes, die zur Bildung des Harnsäuresteines nötig war, aus irgendeinem der obenangeführten Gründe sich in eine alkalische umgewandelt hat. Die oberflächlichen Schichten krystallisieren sich, wie ich in vielen Versuchen nachweisen konnte, so um, daß die glatte äußerste Schicht der reinen Harnsäure sich in kleine Uratkugeln verwandelt. Dadurch bekommt sie schon makroskopisch ein feinhöckeriges Aussehen. Dieser alkalisch reagierenden Oberfläche lagern sich nun leicht die anderen Produkte des alkalisch reagierenden Urines an.

Mehr Schwierigkeit hat bisher immer die andere Frage bereitet, nämlich die der **Entstehung der Kerne**, die den Anstoß zu einem weiteren Wachstum geben. Betrachten wir noch einmal kurz den Aufbau der Kerne und rufen uns ins Gedächtnis zurück, daß es sich dabei morphologisch sowohl als chemisch um Gebilde handelt, die sich von den im Wachstum begriffenen Steinen nicht unwesentlich unterscheiden, so sind wir gezwungen, auch eine andere Entstehung desselben anzunehmen. Der **Harnsäurekern**, der bei weitem der häufigste ist, wird von einer oder mehreren zuweilen mikroskopisch kleinen Kugeln gebildet, die teilweise aus harnsauren Salzen bestehen. Oft sind große Mengen solcher Kügelchen aneinander gelagert und bilden ein größeres Konkrement, das nicht immer eine deutliche Kugelform, sondern öfters unregelmäßige Form aufweist. Solche Gebilde finden wir am häufigsten bei kleinen Kindern ohne weitere Auflagerung. Auch bei Erwachsenen werden Konkremente beobachtet, die manchmal zum großen Teil aus ebensolchen Kügelchen zusammen gesetzt sind. Allerdings findet man dazwischen wohl immer einzelne Zonen aus reiner Harnsäure. Der Aufbau dieser Zonen entspricht auf Dünnschliffen dem der vorhin beschriebenen Steine. Die diese Konkremente zusammensetzenden Kügelchen entsprechen sowohl morphologisch als chemisch genau denjenigen, die wir beim Harnsäureinfarkt der Neugeborenen in den Sammelröhren der Nierenpapillen beobachten. Wir können uns daher der Ansicht, die schon von den meisten früheren Autoren, besonders auch von Ebstein geäußert wurde, daß der Harnsäureinfarkt oft eine Veranlassung zur Steinbildung darstellt, nur anschließen, da wir auch in Nieren von älteren Kindern, die die obengenannten kleinen Konkremente zeigten, noch solche Kügelchen nachweisen konnten.

Es käme nun darauf an, die Entstehung des Harnsäureinfarktes zu begründen. Die Erklärung Ebsteins, der nach seiner Theorie die Entstehung des organischen Gerüstes dieser Kügelchen vorausgehen lassen mußte und annahm, daß sich die durch die toxische Wirkung der Harnsäure abgestorbenen Epithelien der Harnkanälchen mit Harnsäure imprägnieren, ist seit der Arbeit von Aschoff nicht mehr haltbar. Aschoff konnte zeigen, daß die Abscheidung der Harnsäure in der Regel feinkörnig ohne Läsion der Zellen vor sich geht. Die Annahme einer Imprägnierung von „metamorphosiertem" Zellprotoplasma hat aber auch an sich schon etwas Unwahrscheinliches, da eine solche regelmäßige Bildung, wie sie die radiär gestreiften Kügelchen zeigen, dabei niemals beobachtet werden kann, sondern immer amorphe Gebilde entstehen müssen. Nach meinen, sowohl an Tieren künstlich erzeugten als auch an sehr ausgedehnten Infarkten bei Kindern angestellten mikroskopischen Untersuchungen kann ich diese Ansichten Aschoffs in vollem Umfange bestätigen. Eine solche komplizierte Erklärung ist, da wir die primäre Entstehung des organischen Gerüstes nicht mehr anerkennen können, hinfällig und auch ganz unnötig, da eine einfache Überschwemmung des Blutes mit Harnsäure genügt, um im Tierexperiment einen dem menschlichen in jeder Weise gleichen Infarkt zu erzeugen. Wir sind also gezwungen, der Harnsäure selbst, und zwar ihrer übermäßigen Ausscheidung, die

Schuld für die Entstehung der Infarkte zu geben. Bei Säuglingen ist nun tatsächlich die Harnsäureausscheidung mit 3,0—8,5% eine absolut bedeutendere wie beim Erwachsenen mit 1—3% des Gesamtstickstoffes (Sjöquist). Wie weit diese Ausscheidungen durch den Gewebszerfall mit der physiologischen Gewichtsabnahme zusammenhängt, was von manchen Autoren (Langstein und Niemann) angenommen wird, und wie weit die starken Wasserverluste, die von Rott in einer neueren Arbeit für den Gewichtsverlust beschuldigt werden, für eine geringere Löslichkeit und Diurese verantwortlich gemacht werden kann, wage ich nicht zu entscheiden. Tatsache ist jedenfalls, daß die Harnsäure immer und bei manchen Säuglingen in bedeutendem Maße vermehrt ist, wodurch die Infarktbildung zustande kommt.

Es bliebe also ein Zusammenhang zwischen den Infarkten und der Steinbildung zu suchen. Auch da finden sich mancherlei Anhaltspunkte. Zuerst der vorhin schon erwähnte, daß wir bei Kindern mit kleinen Harnsäurekonkrementen Reste von Infarkten finden, dann die Tatsache, daß die Steinbildung im Kindesalter außerordentlich häufig beobachtet wird, was von allen Statistiken bestätigt wird. Am bemerkenswertesten scheint mir aber, daß auch bei Erwachsenen bei Erkrankungen, die mit starker Vermehrung der Harnsäure wie z. B. die Leukämie einhergehen (bis 6 g pro die. Klemperer), sichere Harnsäureinfarkte und Steinbildungen häufiger beobachtet wurden. Infarkte mit und ohne Steinbildung bei Leukämie sind beschrieben von Virchow, Waldeyer, Orth, Ebstein, Aschoff, Weintraud und H. Strauß. Weintraud erwähnt noch zwei Fälle von Steinbildungen in seiner Arbeit über Polyglobulie und Milztumor. Bei beiden Fällen waren die weißen Blutkörperchen in außergewöhnlichem Maße vermehrt. Auch ich selbst hatte Gelegenheit, Steinbildungen bei einem Leukämiker zu beobachten und genauer zu untersuchen. Es handelte sich dabei um schon früher erwähnte große, das ganze Nierenbecken ausfüllende Steine, die im großen ein ähnliches Bild sowohl chemisch als morphologisch darbieten, wie die Steine der kleinen Kinder. Bei Berücksichtigung dieser Tatsachen läßt sich gegen einen Zusammenhang zwischen vermehrter Harnsäureausscheidung, Harnsäureinfarkt und Steinbildung wohl nichts mehr einwenden. Die sich dabei entwickelnden Konkremente unterscheiden sich wie schon bemerkt, recht wesentlich von den vorher beschriebenen im Wachstum begriffenen Harnsäuresteinen. Ihre Oberfläche

weist feine Höcker auf, die durch die Anlagerungen von feinen Kugel-
gebilden zustande kommen. Auf der Schnittfläche sind sie kaum
oder gar nicht geschichtet, ihre Farbe ist ein gleichmäßiges helleres
oder dunkleres Gelb. Ihre ganze Konsistenz ist nicht so fest wie die
der geschichteten Steine, sondern bedeutend lockerer und oft fast
bimssteinartig. Sie bestehen mikroskopisch, wenn sie klein sind,
nur aus Uratkugeln, und zwar scheint das Ammoniumurat beim Aufbau oft eine große Rolle zu spielen. Sind sie größer, so finden wir
neben diesen Uratkugelschichten auch Schichten reiner Harnsäure.

Wir können also dahin zusammenfassen, daß es Zustände gibt,
die zu einer raschen Steinbildung Veranlassung geben. Die über-
stürzte Harnsäurebildung und Ausscheidung spielt dabei
die ausschlaggebende Rolle. Vielleicht kommen noch andere Erkrankungen als die oben genannten in Betracht. Es wären zu nennen
die starke Harnsäurevermehrung im Puerperium, im Lösungsstadium
der Pneumonie, bei Scharlach (Monsseaux) und anderen akut fieber-
haften Erkrankungen. Auch die sogenannte Harnsäurediathese, die als
Krankheitsbild auch heute noch aufrechterhalten werden muß, und
die bei sonst gesunden Menschen zu einer oft sehr erheblichen Ausscheidung von Harnsäure im Urin führt, käme hier in Betracht. Das
Verhältnis der Steinbildung zur Gicht erfordert eine besondere
Besprechung. Ein Zusammenhang ist früher vielfach angenommen
worden und es sind auch sichere Fälle eines Vorkommens beider Erkrankungen bekannt. Ebstein, der auch den Standpunkt vertritt, daß
die Gicht zur Steinbildung Veranlassung geben könnte, geht wie immer
von der Voraussetzung eines primären Eiweißgerüstes aus. Nach seinen
Untersuchungen entwickelt sich zuerst eine primäre Nekrose von
Nierengewebe, das sich mit Harnsäure inkrustiert und abgestoßen mit
dem Harnstrom abwärts geschwemmt, einen Steinkern bilden kann.
Wir wissen heute durch die Untersuchungen Aschoffs und anderer,
daß auch bei der Gichtnekrose die Harnsäureablagerungen das Primäre
ist, und zwar so, daß das Aufschießen der Krystallnadeln das Gewebe
in seiner Ernährung schädigt. Aber auch abgesehen von der Unwahr-
scheinlichkeit dieser Ebsteinschen Theorie sind die beiden Erkrankungen in ihrem Wesen ganz verschieden. Die Gicht stellt eine Stö-
rung des Purinstoffwechsels dar, die zur Retention von Harnsäure
führt und nach den neueren Arbeiten von Burian und anderen in
einer kombinierten Schädigung des Harnsäurezerstörungs- und Aus-
scheidunngsvermögens besteht. Andere Autoren nehmen an, daß die

Harnsäure in schwer löslicher Form (Gudzent) oder in bestimmter organischer Bildung im Blute kreist (Minkowski). Von alledem ist bei der Steinbildung nicht die Rede und die Harnsäure wird oft, wie wir das bei der Leukämie sehen, in großen Mengen ausgeschieden und eine Veränderung im Sinne der Gichtniere wurde in keinem Falle beobachtet. Außerdem bestand in keinem unserer Fälle von Harnsäuresteinen Gicht. Klemperer gibt ebenfalls an, daß bei 45 von ihm behandelten Steinkranken keiner an Gicht litt. Das Auftreten von Steinen bei Gicht muß also wohl als ein zufälliges gelten. Die Harnsäuremengen, die bei der Gicht zur Ausscheidung gelangen, sind selbst, wenn sie ihren Höhepunkt erreichen, bei weitem nicht groß genug, um zu einer primären Steinbildung zu führen, wenn nicht andere Umstände hinzutreten, die eine Ausschwemmung der Harnsäure verhindern. Ebenso liegen die Verhältnisse bei den wirklichen und sogenannten Diathesen. Ich möchte hier ein paar Worte über diese Begriffe einfügen. Während in früheren Arbeiten die harnsaure, oxalatsaure usw. Diathese eine große Rolle spielte, ist heute ihre Bedeutung sehr eingeschränkt worden und es gibt Autoren, die ihre Existenz überhaupt leugnen. Wenn wir den Begriff nur für eine vermehrte Ausscheidung von Steinbildnern gelten lassen, so können wir auch tatsächlich nur mehr von einer harnsauren, phosphatischen und Cystindiathese sprechen, da diese Substanzen bei gewissen krankhaften Zuständen in vermehrter Weise ausgeschieden werden [1].

Bei der Steinbildung spielen aber auch die Zustände, die bei normalem Gehalt des Harnes an steinbildenden Substanzen nur zu einer abnormen Auskrystallisierung derselben führen, eine sehr wesentliche Rolle. Fallen aus einem der früher genannten Gründe in normalen Grenzen vorhandene Salze im Harne aus, so genügt ihre Menge immer, um einen schon vorhandenen Stein zu vergrößern. Findet die Auskrystallisierung in der Blase statt und ist kein Steinkern vorhanden, so werden die kleinen Krystalle, die sich mit einem organischen Gerüst versehen haben, bei genügender Suffizienz der Blase ohne weiteres entleert werden können. Solche Vorgänge sind häufig beobachtet worden. Man bezeichnet diesen Vorgang als harnsaure Sand- und Griesbildung. Ist eine Entleerung der Blase nur teilweise oder gar nicht möglich, wie wir das z. B. bei der Prostatahypertrophie finden, so werden sich einzelne Krystalle zu Boden setzen und

---

[1] In einer neuen Arbeit von Loeper wird auch auf das Vorkommen einer Oxalämie hingewiesen.

zu Steinbildung Veranlassung geben können. Auf diese Genese hat Ultzmann immer mit größtem Nachdruck hingewiesen.

Ist in der Blase ein Kern vorhanden, so werden sich leicht Krystalle darauf niederschlagen und so die vielen Schichtungen eines sekundären Steins resultieren. Für das Nierenbecken gelten ähnliche Verhältnisse, bei Erwachsenen werden sogar kleine Konkremente durch den fortwährend herabrieselnden Harn leicht in die Blase gespült und eine länger dauernde Retention von Flüssigkeit wird hier nur bei Verschluß der Ureteren beobachtet. Ist dieser Verschluß ein plötzlicher, vollständiger, so hört damit die Harnsekretion vollkommen auf und ein vorhandener Stein stellt das Wachstum ein. Ist der Verschluß nur ein teilweiser, so wird die Sekretion und damit nach den Untersuchungen von Rosenbach die Ausscheidung von steinbildenden Substanzen beeinträchtigt.

Rosenbach konnte feststellen, daß je größer die Beeinträchtigung der Sekretion, desto geringer die Ausscheidung von Steinbildnern ist. Es besteht also eine umgekehrte Proportion der beiden Faktoren. Ist nur eine Niere von Ureterverschluß betroffen, so tritt die andere vikariirend ein. Die Hydronephrose ist also in den meisten Fällen sicher nicht die Ursache, sondern die Folge der Steinbildung.

Erfolgt ein Ausfall von Krystallen in den Harnkanälchen aus den schon oben angeführten Gründen, so ist an eine sofortige Ausschwemmung der Krystalle nicht zu denken. Selbst wenn nur wenige Nierenpapillen ihren Dienst versagen, tritt eine Verhinderung der Sekretion ein. Häufig finden wir aber den größten Teil der Harnkanälchen aller Papillen verstopft und die langsam in das Nierenbecken tretenden Krystallmassen backen zu einem größeren Konkremente zusammen, ehe die ungestörte Sekretion wieder eingesetzt hat.

Bei Kindern ist dieser Vorgang sicher der häufigste bei der Entstehung kleiner Konkremente, da die kleinen räumlichen Verhältnisse ihrer Harnwege und der geringe Druck des Harnstroms, selbst wenn die normale Sekretion wieder hergestellt ist, nicht mehr genügen, um das Nierenbecken von den Konkrementen zu befreien.

Für Kinder, bei denen wir Konkremente im Vergleich zu Erwachsenen sehr häufig finden, wie aus allen Statistiken hervorgeht, kommen außer den obengenannten Ursachen noch alle die Erkrankungen in Betracht, die zu einem starken Gewebszerfall führen. So die Ernährungsstörungen. Das gilt nicht nur für Säuglinge, sondern auch für ältere Kinder und wir konnten häufig bei solchen Harnsäureinfarkte und einige Male auch kleine Steine beobachten. Selbstverständlich können auch bei Kindern solche kleinen Steinchen in die Blase wandern oder auch ganz entleert werden. Bleiben sie in der Blase liegen, so können sie hier die Ursache für einen sekundären Stein abgeben.

Wir müssen dabei ein weiteres Moment erwähnen, nämlich das verschieden häufige Vorkommen der Steinbildung bei den Geschlechtern. Die Harnröhrenverhältnisse des männlichen Geschlechts scheinen der Ausschwemmung auch kleinerer Konkremente viel weniger günstig zu sein, wie die des weiblichen. Es ist durch alle bekannten Statistiken festgestellt, daß das weibliche Geschlecht in viel geringerem Grade an der Steinkrankheit leidet, als das männliche. Das bezieht sich nicht nur auf Erwachsene, sondern auch auf Kinder. Eine der letzten Statistiken (Bókay), die sich nur mit der Steinkrankheit im Kindesalter beschäftigt und über 1621 Fälle erstreckt, fand nur 4% der Kranken dem weiblichen Geschlecht angehörend. Da es sich bei kleinen Kindern nicht um besondere Verschiedenheiten ihrer Lebensbedingungen handeln kann, so wird, da auch keine besondere Bevorzugung des männlichen Geschlechtes durch den Harnsäureinfarkt bekannt ist, die Annahme der Ursache in der Verschiedenheit der anatomischen Verhältnisse die richtige sein.

Bleiben kleine Konkremente zurück, so steht einem weiteren Anwachsen nichts mehr im Wege und ein Teil der bei Erwachsenen gefundenen Steine hat sicher seine Entstehung einem solchen im Kindesalter liegen gebliebenen Kerne zu verdanken. Da wir nicht für alle Steine der Erwachsenen die Entstehung in der Kindheit annehmen können, so muß erwogen werden, ob eine ähnliche Genese auch in späteren Lebensaltern vorkommen kann. Für die Fälle, bei denen eine so massenhafte Ausfällung der Harnsäure stattfindet, wie bei den Leukämikern, besteht die Annahme zu Recht, da, wie oben erwähnt, Harnsäureinfarkte in großer Ausdehnung beschrieben worden sind. Es kann dabei zu so mächtiger Harnsäureausscheidung kommen, daß das Nierenbecken sich in kurzer Zeit mit walnußgroßen Steinen füllt, wie das in dem von mir beobachteten Falle war. Bei anderen Krankheiten sind so massenhafte Auskrystallisierungen nicht bekannt, aber trotzdem kann weder für die wahre Harnsäurediathese noch für die vorübergehenden Vermehrungen der Harnsäure z. B. im Lösungsstadium der Pneumonie oder bei sehr schnell eintretenden Kachexien (einem unserer Fälle liegt ein Lungencarcinom zugrunde) die Möglichkeit ausgeschlossen werden, daß ein oder mehrere Konkremente dabei entstanden sind. Allerdings werden diese, wenn der Organismus seine normalen Funktionen wieder aufgenommen hat, in der Regel beseitigt werden, wie das durch die Ausscheidung von Sand und Gries bestätigt wird, doch braucht das nicht der Fall zu sein, wenn ein solches Konkrement schon im Nierenbecken eine gewisse Größe angenommen hat, oder wenn es in die Blase gelangt, sich seiner Ausschwemmung ein Widerstand entgegensetzt, wie ihn eine Prostatahypertrophie z. B. bietet. Für alle diese Fälle handelt es sich um eigentliche Kernbildung aus Harnsäure, die sich in ganz kurzer Zeit entwickelt hat. Dafür spricht der unregelmäßige, lockere Aufbau aus kleinen Kugeln, die denen im Harnsäureinfarkt entspricht. Außerdem deutet die Anwesenheit von Ammoniak als Neutralisator der Harnsäure darauf hin. Um solche Steinkerne entwickelt sich dann, wenn vielleicht die ursprüngliche Veranlassung schon lange beseitigt ist, eine sekundäre Schale, die regelmäßige Schichtung und glatte Oberfläche zeigt und so langsam anwachsen kann, daß das Konkrement ohne irgendwelche Symptome wie Albuminurie, Blutung oder Schmerzen zu machen, erst bei der Sektion als Nebenbefund entdeckt wird.

Die Nieren zeigen selbstverständlich dabei keinerlei krankhafte Veränderungen. Diese Ansicht sprach auch Kümmel in einem Vortrage aus, und ein Beweis aus neuester Zeit wird von Roth gebracht, der einen Harnsäurestein von 220 g beschreibt, der erst in den letzten Monaten vor der Operation Beschwerden und dann nur so geringe machte, daß sie als neurasthenische gedeutet wurden. Dabei mußte der Stein jahrelang von dem Patienten getragen worden sein, wie Roth, der Größe des Steins entsprechend, wohl mit Recht annimmt. Roth weist im Anschluß an die Beschreibung dieses Steines gerade auf solche Steine hin, bei denen nur geringe oder gar keine Beschwerden bestehen. Ein solches Verhalten zeigte auch ein Stein aus der Sammlung der Königsberger chirurgischen Klinik. Der Patient entleerte unveränderten klaren Harn. Allerdings sind hier in der Anamnese vorübergehend Blutungen erwähnt.

Handelt es sich bei Erwachsenen, besonders Prostatikern, um den nicht seltenen Befund von vielen kleinen, meist facettierten Harnsäuresteinen, die ihre Entstehung wohl der erschwerten Harnsekretion zu verdanken haben, so machen diese meist erst dann stärkere Erscheinungen, wenn eine bakterielle Cystitis durch

Kathetergebrauch zur Anlagerung von phosphorsaurer Ammoniakmagnesia geführt hat. Die an sich glatten Harnsäuresteine zeigen dann eine unter Umständen sehr feine weiße Schale. Solcher Fälle konnte ich zwei beobachten aus der Sammlung der Königsberger Klinik, und von Roth wird ein ebensolcher beschrieben. In dem letzteren Falle kam es zur Spontanzertrümmerung der Harnsäuresteine durch das Eindringen des ammoniakalisch gärenden Harns in die meist vorgebildeten, an manchen Steinen zu beobachtenden radiären Spalten. (Tafel 3 b.) Dabei wird die Harnsäure in Kugelurate umkrystallisiert. Der Bruch erfolgt auch häufig der Schichtung entsprechend, wie ich aus einzelnen Steinen der Freiburger Sammlung beobachten konnte. (Tafel 7 b.)

Ich habe absichtlich die Pathogenese der harnsauren Steinkerne so ausführlich beschrieben, da sie erstens die häufigsten sind und zweitens sich die anderen Steinbildner ebenso verhalten. Neben den Harnsäure- und Uratkernen finden wir solche aus Oxalat, Phosphat, Xanthin und Cystin. Es ist wahrscheinlich, daß die Anfänge der meisten Steinkerne im Nierenbecken oder vielmehr in den Harnkanälchen der Nierenpapillen stattfinden. Und zwar bezieht sich das auf alle Steinkerne inklusive der entzündlicher Natur, da wir in einigen Fällen in den Nieren Reste von Konkrementen in Form von Kalkinfarkten z. B. nachweisen konnten. Es handelte sich dabei, den rasch entstandenen, locker aufgebauten primären Harnsäuresteinen entsprechend, um rasch entstandene Phosphatsteine, die im ursächlichen Zusammenhang mit einer ammoniakalischen Gärung des Harns und bakteriellen Nierenentzündung standen. Der Hauptbestandteil war kohlensaurer Kalk und phosphorsaure Ammoniakmagnesia, daneben fanden sich Calciumphosphat und Ammoniumurat in geringen Mengen. Diese Entzündungsphosphatkerne sind nach den Harnsäurekernen sogar die häufigsten. Ihnen schließen sich die übrigen obengenannten Kernbildungen in weitem Abstande an. Eine sehr vermehrte Ausscheidung, wie wir sie bei der Harnsäure als Grund zur Kernbildung finden, scheint bei ihnen selten vorzukommen. Sie nehmen vielmehr häufiger als sekundäre Steinbildner an dem Aufbau typisch geschichteter Steine, die in langer Zeit entstehen, teil, deshalb finden wir infarktartige Erscheinungen in der Niere fast nie.

Wir müssen also, wenn auch in etwas anderem Sinne, wie einst Heller, eine primäre und eine sekundäre Steinbildung unter scheiden. Die primäre hat ihren Grund in einer übermäßigen Ausscheidung von Steinbildnern und bildet kleine, locker aus einzelnen Kugeln aufgebaute Steine. Sie verdanken ihre Entstehung einem der vielen obengenannten, oft rasch vorübergehenden Ursachen. Große Steine bilden sich nur dann, wenn die Ausscheidung eine sehr bedeutende ist, so die Harnsäuresteine der Leukämiker und die Steine aus phosphorsaurer Ammoniakmagnesia bei ammoniakalischer Harngärung.

Die sekundäre Steinbildung setzt einen primär entstandenen Kern voraus. Die Steine haben ganz verschiedene Größe und Farbe und konzentrische Schichtung. Ihre Entstehungsdauer zieht sich oft über viele Jahre hin. Die Ursachen sind verschiedene; während die reinen geschichteten Harnsäuresteine sich im normalen Harn entwickeln können, müssen wir für die nicht entzündlichen Calciumphosphatsteine dauernd alkalischen Harn voraussetzen. Für die ausschließliche Anlagerung von Calciumoxalat wird eine Oxalurie, d. h. ein Zustand, der, wie oben ausgeführt (S. 15), die Auskrystallisierung des Calciumoxalats veranlaßt, angenommen werden müssen (siese auch Anm. S. 62).

Bei der sekundären Steinbildung ist weder eine Erkrankung der Niere noch der übrigen Harnwege nötig, ebensowenig eine Ausscheidung von Eiweiß durch die Nieren, da, wie wir oben zeigen konnten, das organische Gerüst auch aus normalem Harn von den ausfallenden Krystallen adsorbiert wird. Aus welchen chemischen Bestandteilen es sich zusammensetzt, ist noch nicht vollkommen erklärt, doch sind es fraglos Eiweißsubstanzen, die ja auch längst im normalen Urin nachgewiesen worden sind.

Wie die Verhältnisse bei der primären Steinbildung liegen, ist nicht sicher. Eine übermäßige Ausscheidung von Harnsäure scheint oft eine Albuminurie im Gefolge zu haben. Wir finden wenigstens bei Neugeborenen mit Harnsäureinfarkt und bei vielen Leukämikern Eiweiß im Harn. Ebenso wurde es bei den meisten Tierexperimenten zur Erzeugung von Harnsäureinfarkten und auch bei der Oxamidsteinbildung selten vermißt.

Es ist daher nicht ganz auszuschließen, daß auch die anderen Steinbildner bei übermäßiger Ausscheidung Eiweißausscheidung im Harn veranlassen und daß dies Eiweiß bei dem Verbacken der Krystalle und somit bei der Kernbildung eine Rolle spielt. Dabei bleibt aber immer die vermehrte Ausscheidung als primärer Faktor im Vordergrunde des Interesses.

Die in neuester Zeit von Rosenbach veröffentlichte Arbeit über experimentelle Oxamidsteine kommt ebenfalls zu der Einteilung in

primäre und sekundäre Steinbildung. Unter primärer faßt er die Fälle
zusammen, die durch vermehrte Oxamidausscheidung entstehen. Sie
entspricht also vollkommen der unserigen. Seine sekundäre Steinbildung ist ein sehr eng gefaßter Begriff, der praktisch bei der wirklichen Steinbildung kaum in Betracht kommt. Er versteht darunter
die pathologischen Verkalkungen in der Niere, die dadurch entstehen,
daß einzelne Teile oder das ganze Organ durch Unterbindung der
Gefäße oder Ureterenverschluß nekrotisch geworden waren. Solche
verkalkten Organstücke sollen abgestoßen werden und Steinkerne bilden. In seltenen Fällen, z. B. bei ausgedehnter Tuberkulose des
Nierenbeckens und bei pyonephrotischen Prozessen der Niere können
wir solche hauptsächlich aus kohlensaurem Kalk und phosphorsaurer
Ammoniakmagnesia bestehenden Steine finden. Zwei solche Fälle von
Tuberkulose der Niere konnte ich beobachten, und der von Roth
zitierte Fall von Pyonephrose gehört wohl auch zu dieser Gruppe.
Diese Steine bilden aber nur einen kleinen Teil aus der großen Zahl
der Steine und wären eher als Inkrustationssteine zu bezeichnen.

Betrachten wir noch einmal das ganze Material der früheren
Arbeiten und unserer eigenen Untersuchungen, so kommen wir zu
folgenden Schlüssen: Wir können die Harnsteine nach verschiedenen
Gesichtspunkten einteilen. Die nächstliegende Einteilung ist die nach
dem Fundort. Sie kann uns aber nicht befriedigen, da sie weder Aufschluß über die chemische Zusammensetzung noch über die Pathogenese geben kann. Ein Nierenbeckenstein kann, wenn er im Begriff
ist, ausgeschieden zu werden, im Ureter, in der Blase oder in der
Urethra gefunden werden, und da das Wandern der Steine eine sehr
häufige Erscheinung ist, so sagt uns die Diagnose Blasenstein z. B.
sehr wenig. Angaben über die chemische Zusammensetzung und die
Pathogenese sind aber nicht nur für die wissenschaftliche Forschung,
sondern auch für den Arzt sehr wichtig, da wir daraus sowohl für die
augenblickliche Behandlungsmethode als auch für die Prognose des
Falles unsere Schlüsse ziehen müssen. Wir werden also die erste Einteilung nicht wählen, sondern die Angabe des Fundortes als etwas
weniger Wichtiges an zweite Stelle setzen. Die meisten Arbeiten der
letzten hundert Jahre über dieses Kapitel stellten, von demselben
Gedankengang ausgehend, auch schon die chemische Untersuchung
in den Vordergrund. So Ultzmann und Ebstein. Die chemische
Zusammensetzung eines Steines gibt auch in vieler Beziehung Hin-

weise auf Entstehungsdauer und Ursachen. Richten wir unsere Einteilung danach allein, so kommen wir ganz von selbst auf die gut durchführbare Trennung zwischen reinen und gemischten Steinen. Dieses Prinzip leitete Heller bei seiner Einteilung. Eine ausgiebige Berücksichtigung der Pathogenese ist dabei aber nicht möglich, da es sehr verschiedene gemischte Steine gibt, die ihre Entstehung sehr mannigfachen Ursachen verdanken können. Es gibt gemischte Steine, die in normalem Harn entstehen, wie die sekundären Phosphatsteine und die reinen Harnsäuresteine und andere, die nur als Produkt einer Entzündung in den Harnwegen zu denken sind.

Wir sind also gezwungen, eine Einteilung zu geben, die nach drei Richtungen hin Aufschluß gibt:

1. Pathogenese.

2. Chemische Zusammensetzung,

3. Fundort.

Eine solche Einteilung glaube ich in folgender gefunden zu haben:

   I. Nichtentzündliche Steine,

     a) primäre Steinbildung (Kernbildung),

     b) sekundäre Steinbildung (Schalenbildung);

   II. Entzündungssteine,

     a) primäre Steinbildung (Kernbildung),

     b) sekundäre Steinbildung (Kombinationssteine, Schalenbildung.

I. a) Primäre Steine (nicht im Ultzmannschen Sinne, sondern solche, die bei einer oft nur kurz bestehenden vermehrten Ausscheidung oder abnormen Ausfällung eines Steinbildners entstanden sind). Die häufigsten derselben sind Harnsäuresteine, seltener sind Xanthin-, Cystin-, Calciumoxalat- und Calciumphosphatsteine.

I. b) Sekundäre Steine (dazu gehören alle Steine, die sich in normalem Harn um einen Kern entwickeln).

II. a) und b) Für die Entzündungssteine gilt im Prinzip dasselbe, nur daß wir eine Entzündung im Verlaufe der Harnwege annehmen müssen, daß also die Ätiologie für a) und b) dieselbe ist. Als Steinbildner kommen besonders phosphorsaure Ammoniakmagnesia, Ammoniumurat und Calciumcarbonat in Betracht.

Die erste Gruppe umfaßt hauptsächlich die harnsauren Kernbildungen, die bei weitem die häufigsten sind. Außerdem gehören dazu alle anderen Kernbildungen, wie die aus Xanthin, Cystin, Oxalat und Phosphat. Die letzteren sind verhältnismäßig selten, müssen aber ebenfalls auf eine vermehrte Ausscheidung oder abnorme Ausfällung ohne sofortige Entleerung zurückgeführt werden. Größere Konkremente finden wir in dieser Gruppe sehr selten. Meistens schwankt ihre Größe zwischen der eines Stecknadelkopfes und der einer Erbse. Ihr Aufbau ist ein sehr charakteristischer. Ihre Gestalt und Oberfläche ist meist unregelmäßig. Mikroskopisch sind sie aus vielen radiärgestreiften kleinen Kugeln zusammengesetzt und zeigen daher makroskopisch keine Schichtung. Ihre Farbe ist gleichmäßig, da sie in kurzer Zeit entstanden sind und nicht von den Farbschwankungen des wechselnden Harns abhängig sind. Wie schon bemerkt, finden wir am häufigsten solche primären Harnsäurekonkremente. Das Säuglings- und Kindesalter wird dabei besonders bevorzugt. Wir führen die Steinbildung hier mit Bestimmtheit auf eine vermehrte Harnsäureausscheidung mit Infarktbildung in den Nierenpapillen zurück. Daher finden wir diese Konkremente fast immer im Nierenbecken oder im Ureter im Begriff, in die Blase zu wandern. Werden sie ausgeschieden, so gehen sie unbemerkt vorüber. Sie werden oft in sehr großer Zahl beobachtet und es muß angenommen werden, daß in manchen Fällen einzelne liegen bleiben und als Kerne für weitere Steinbildungen fungieren. Größere Konkremente entstehen, wie gesagt, nur bei sehr bedeutender Harnsäureausscheidung. In ihrem Aufbau unterscheiden sie sich von den Steinen der Kinder dadurch, daß sie einzelne geschichtete Partien aufweisen. Eine Ähnlichkeit mit diesen letzteren zeigen die selten bis walnußgroßen primären Oxalsäuresteine, bei denen man auf dem Dünnschliff oft deutlich die vielen Krystallisationszentren schon makroskopisch sehen kann. Hier handelt es sich um viele einzelne Schübe, die ebenfalls mit langsamer entstehenden geschichteten Partien abwechseln können. Für die Oxalsäure kennen wir bis jetzt nicht sicher solch starke Ausscheidungsvermehrungen, wie bei der Harnsäure, daher müssen wir die Oxalurie in erster Linie auf eine abnorme Ausfällung normal in Lösung befindlicher Oxalsäure zurückführen. Für Cystin- und Xanthinsteine gilt das für die Harnsäuresteine Gesagte. Bei den ersteren namentlich besteht oft eine sehr reichliche Ausscheidung, die ja auch in anderen Organen zur Ablagerung führen kann. Xanthinausscheidung kommt fast stets mit vermehrter Harnsäureausscheidung zugleich vor.

Die zweite Gruppe setzt sich aus Steinen zusammen, die sich um einen primären Stein bilden. Sie zeigen einen deutlichen Kern und ebensolche Schichtung. Es sind fast immer größere Gebilde. Ihre

Entstehungsdauer zieht sich über Jahre hin, ohne daß sie Erscheinungen machen, da sich der Urin nicht zu verändern braucht. Am häufigsten sind auch hier wieder die harnsauren Steine um einen harnsauren Kern (Tafel 1 b, c). Da sie auch keine Erscheinungen machen, werden sie häufig erst bei Sektionen gefunden. Ihr Fundort ist in der Regel die Blase, in der sie sich durch langsames Auskrystallisieren immer neuer Schichten aus dem normalen Harn bilden. Ihre Farbe ist der Schichtung entsprechend heller oder dunkler gelb, ihre Oberfläche ist glatt.

Findet sich ein Steinkern im alkalischen Harn, so schlagen sich auf ihm die Phosphate und die anderen Produkte des alkalischen Harns nieder. So entstehen die sekundären Phosphatsteine. Sie zeichnen sich durch ihre weiße Farbe und ebenfalls durch ihre ausgesprochene Schichtung aus. Auch ihre Entstehungsdauer ist eine lange. Die Alkalescenz des Harnes kann durch die obenerwähnten bestimmten Ernährungsverhältnisse bedingt sein, oder ihren Grund darin haben. daß der Steinkern selbst zu Blutungen und aseptischen Eiterungen Veranlassung gegeben hat. Phosphatsteine dieser Art sind selten. Sie zeigen manchmal feine Harnsäureschichten. Man muß sich vorstellen, daß durch Behandlung, z. B. Bettruhe, die Blutungen zeitweise sistieren und eine Zeitlang normaler schwach saurer Harn zur Anlagerung neuere Harnsäureschichten führt, bis eine erneute Blutung die Reaktion wieder verändert. Merkwürdigerweise wird der Blutfarbstoff, ohne Spuren an den Steinen zu hinterlassen, ausgeschieden, denn die Steine zeigen auch, wenn häufig Blutungen stattgefunden haben, ihre rein weiße Farbe. Auch diese Steine werden meistens in der Blase gefunden. Sind Blutungen durch sie veranlaßt, so werden sie leicht diagnostiziert und durch Operation entfernt. Sie werden daher öfter während des Lebens gewonnen als die Harnsäuresteine. Sekundäre Oxalatsteine sind etwas seltener. Sie zeigen eine außerordentlich feine Schichtung. Viel seltener sind, falls sie überhaupt vorkommen, sekundäre Cystin- und Xanthinsteine. Wir haben also in erster Linie als sekundäre Steine die reinen geschichteten Harnsäuresteine.

Die zweite Hauptgruppe, die durch die Entzündungssteine gebildet wird, hat ihre Ursache immer in einer bakteriellen Infektion und dadurch veranlaßten ammoniakalischen Harngärung. Dabei können wir ebenfalls rasch entstandene lockere und langsam entstandene Steine unterscheiden. Ihre Entstehungsdauer richtet sich nach dem Grade der Infektion. In beiden Formen spielt die Anwesenheit von phosphorsaurer Ammoniakmagnesia, Ammoniumurat und Calciumcarbonat die Hauptrolle. Eine Infektion des Blaseninhaltes und der Harnwege kann sowohl von außen bei Extraktions- oder Verkleinerungsversuchen von Steinen oder auch von der Niere auf dem Blutwege oder, wie durch eine neue Arbeit von Franke nachgewiesen ist, auch vom Darm aus auf dem Lymphwege erfolgen. Besteht schon ein Stein, der zu Blutungen Anlaß gegeben hatte, so ist eine Infektion ganz besonders häufig, da der Nährboden für alle Bakterien viel günstiger ist. Wir finden daher auch entzündliche Steinbildungen fast um alle Fremdkörper in der Blase und um die Steine, die durch ihre grobzackige Oberfläche Reizungen und Blutungen der Schleimhäute veranlassen. An erster Stelle stehen dabei die Oxalatsteine mit ihren stark vorspringenden Zacken (Tafel 9 b, c). Dann folgen die primären Harnsäure-, Phosphat- und Cystinsteine mit ihren feinen Höckern. Um sekundäre Steine bilden sich dagegen selten Entzündungssteine, da ihre Oberfläche glatt ist und keine Veranlassung zu Blutungen gibt. Ist ein an sich nicht entzündlich entstandener Stein die Ursache zu einer Entzündung, so entwickelt sich ein sogenannter Kombinationsstein, d. h. der Stein verdankt seine Entstehung in seinen verschiedenen Abschnitten verschiedenen Ursachen.

Die Entzündungssteine machen die schwersten klinischen Erscheinungen und geben daher auch am häufigsten Veranlassung zu chirurgischen Eingriffen, und das Sammlungsmaterial eines Chirurgen unterscheidet sich infolgedessen von denen eines Pathologen dadurch, daß bei letzterem entsprechend dem wirklich häufigeren Vorkommen der Harnsäuresteine diese an erster Stelle stehen, während der Chirurg mehr solche Fälle in Behandlung bekommt, die zu Blutungen führen, wie der Oxalatstein oder noch häufiger Phosphatsteine mit hauptsächlicher Beteiligung der phosphorsauren Ammoniakmagnesia und des Calciumcarbonats, die infolge der bestehenden Entzündung der Harnwege leicht diagnostiziert werden.

In den sekundären Steinen kommt es, wie schon oben bemerkt, häufig zu wechselnden Harnsäure- und Phosphat- oder auch Harnsäure- und Oxalatschichten. Man sieht daraus, daß ein Wechsel der Reaktion nicht den Einfluß hat, den man erwarten sollte und von dem sich die innere Therapie so viel versprach, daß man nämlich Harnsäuresteine dadurch beseitigen könne, daß man den Harn alkalisch werden ließ, besonders durch Trinken alkalischer Wässer.

Es ist nicht zu leugnen, daß es zu Zertrümmerungen von Steinen kommen kann dadurch, daß die alkalische Flüssigkeit eindringt und sie der Schichtung entsprechend auseinandertreibt (siehe die ausführliche Arbeit von Englisch über Spontanzertrümmerung). Eine Auflösung der scheinbar durch das aufgenommene organische Gerüst sehr widerstandsfähigen Krystalle wird wohl nie stattfinden, vielmehr werden sich um die einzelnen Stücke neue Schichten, diesmal vorzugsweise phosphatischer Natur, anlagern. Am meisten Einfluß auf die harnsauren Steinkerne scheint die dauernd bestehende ammoniakalische Harngärung zu haben. Ich schließe das daraus, daß solche Kerne allmählich bröcklig werden und teilweise ausgeschieden werden. Die Kerne solcher Steine zeigen daher eine viel weniger feste und regelmäßige Struktur als die anderer Steine und zeigen Lücken und Poren, die mit phosphorsaurer Ammoniakmagnesia ausgefüllt sind. Experimentell habe ich diese Fragen auf folgende einfache Weise geprüft:

Ich brachte kleine sterilisierte Harnsäuresteine mit glatter Oberfläche und polierter Schnittfläche in normalen, schwach sauren Harn, der in einem bei Körpertemperatur aufbewahrten Glase gesammelt und im Brutschrank verwahrt wurde. Auf der glatten Schnittfläche konnte ich die geringste Ankrystallisierung beobachten, da die reine Zeichnung der konzentrischen Schichtung dadurch verwischt wurde und selbst einzelne Krystalle mit dem Mikroskop beobachtet werden konnten. Ebensolche Steinfragmente brachte ich sowohl in durch Genuß von Fachinger Wasser alkalisch gemachten Harn als auch in ammoniakalisch gärenden. In allen Fällen hatten sich schon am ersten Tage kleine Krystalle auf dem Steine angelagert. Sie zeigten im ersten Falle die Formen reiner Harnsäurekrystalle, im alkalischen Harn überzog sich der Stein mit einer feinen weißen Schicht aus kleinen Kugeln. Ein Auflösen von Harnsäureschichten konnte ich dabei nicht beobachten, da die Fläche vollkommen glatt blieb. In der dritten Versuchsreihe traten Veränderungen auch am Steinkern selbst hervor und die Schnittfläche wurde rauh und erschien in einzelnen Schichten aufgelockert und bei mikroskopischer Betrachtung waren Anlagerungen von kleinen Ammoniumurat- und Phosphatkugeln zu beobachten. Nach einigen Tagen verschwand die Oberfläche des Steinkerns vollständig unter einer dicken Kruste von phosphorsaurer Ammoniakmagnesia und Carbonaten. Es entwickelte sich also ein typischer Entzündungsstein. Mit diesen Versuchsreihen konnte ich daher auch experimentell einige wichtige Punkte der aus dem Aufbau und der chemischen Zusammensetzung der Steine geschlossenen Annahmen bestätigen.

Zum Schlusse gebe ich noch eine Einteilung der vorkommenden
der festgestellten Pathogenese (siehe Tabelle III):

1. Primäre Steinbildung nichtentzündlichen Charakters.
(Einfache Kernsteine.)

2. Sekundäre Steinbildung nichtentzündlichen Charakters.
(Einfache Schalensteine.)

3. Primäre Steinbildung entzündlichen Charakters.
(Entzündliche Kernsteine.)

4. Sekundäre Steinbildung entzündlichen Charakters.
(Entzündliche Schalensteine.)
a) Fremdkörpersteine.

b) Kombinationssteine.
Kern nichtentzündlich entstanden.
Schale entzündlich entstanden.

Steine nach den praktischen Bedürfnissen unter Berücksichtigung

1. Primäre Harnsäuresteine (Ammoniumurat und Harnsäure nicht oder nur undeutlich geschichtet. Häufigste Kernbildung.)
2. Primäre Oxalatsteine
3. „ Xanthinsteine
4. „ Cystinsteine } seltenere Kernbildner.
5. „ Calciumphosphatsteine

1. Sekundäre Harnsäuresteine mit primärem Harnsäurekern. (Häufigste Schalensteine.)
2. Sekundäre Oxalatsteine „ „ „
3. „ Calciumphosphatsteine „ „ „
4. „ Harnsäuresteine „ „ Oxalatkern.
5. „ „ „ „ Calciumphosphat- kern.
6. „ Calciumphosphatsteine „ „ Oxalatkern.

(Alle sekundären Steine sind deutlich geschichtet.)

Gemischte Phosphatsteine ohne Kern (hauptsächlich phosphorsaure Ammoniakmagnesia, weniger Calciumcarbonat und Ammoniumurat).
Struvitsteine (Phosphorsaure Ammoniakmagnesia).

Schale aus gemischten Phosphaten, Calciumcarbonat und Ammoniumurat um verschiedenartige Fremdkörper.

Schale aus gemischten Phosphaten, Calciumcarbonat und Ammoniumurat um nichtentzündliche Kern- oder Schalensteine.

Laufende Nr.	Nummer der Sammlung	Name	Chemische Zusammensetzung. Wichtigste Anteile	Aufbau	Entstehungszeit Kern Mantel	Farbe Kern Mantel
1	2197	prim. Harnsäurestein	Harnsäure, Ammoniak	kein Kern, undeutliche Schichtung	schnell	gleichmäßig gelb
2	62	,,	,,	,,	,,	,, ,,
3	1440	,,	,,	,,	,,	,, ,,
3 a	500	,,	,,	,,	,,	,, ,,
4	2166	,,	,,	,,	,,	,, ,,
4 a	179	,,	,,	,,	,,	,, ,,
5	57	sek. Harnsäurestein	Harnsäure	Kern und deutliche Schichtung	schnell langsam	gelb schwankend mit d. Schichtung gelb bis braun
6	74	,,	,,	,,	,, ,,	,, ,,
7	42	,,	,,	,,	,, ,,	,, ,,
8	80	,,	,,	,,	,, ,,	,, ,,
9	15	,,	,,	,,	,, ,,	,, ,,
10	34	,,	,,	,,	,, ,,	,, ,,
11	48	,,	,,	,,	,, ,,	,, ,,
12	52	,,	,,	,,	,, ,,	,, ,,
13	X	,,	,,	,,	,, ,,	,, ,,
14	93	,,	,,	,,	,, ,,	,, ,,
15	58	,,	,,	,,	,, ,,	,, ,,
16	65	,,	,,	,,	,, ,,	,, ,,
17	969	prim. Cystinstein	Cystin	,,	,, ,,	graugelb
18	2925	prim. Oxalatstein	Calciumoxalat	deutliche Schichtung	langsam	dunkelbraun
19	2124	,,	,,	,,	,,	,,
20	17	sek. Oxalatstein	Calciumoxalat, Phosphat u. Carbonat	Harnsäurekern, Oxalat strahlig	schnell schnell	gelb dunkelbraun
21	86	,,	,,	,,	,, ,,	,, ,,
22	81	,, mit Phosphatmantel	,,	Phosphat geschichtet	,, Oxalat schnell Phosphat langsam	gelb dunkelbraus grauweiß
23	107	sek. Oxalatstein mit Phosphatmantel	,,	,,	,, ,,	,, ,,
24	33	Oxalat und Ammoniumuratstein	Calciumoxalat und Ammoniumurat	Harnsäurekern	langsam	weiß gelb und dunkelbraun
25	1492	prim. Phosphatstein	Calciumphosphat	undeutlich geschichtet	schnell	weiß
26	Kuh	,,	,,	,,	,,	,,
27	94	sek. Phosphatstein	,,	Harnsäurekern geschichtet	schnell langsam	gelb weiß
28	185	prim. Entzündungsphosphatstein	Calciumcarbonat, Calciumphosphat, phosphorsaure Ammoniakmagnesia	Kern nicht abgrenzbar, grob geschichtet	langsam	weiß
29	9573	,,	,,	undeutlich geschichtet	,,	bräunlich

Steinbildnern geordnet.

Größe	Gestalt		Konsistenz	Vorkommen	Ursachen		Abbildung
	Kern	Mantel			Kern	Mantel	
Pflaume	fein höckerig		bröcklig	Nierenbecken	Vermehrte Ausscheidung von Harnsäure		wie Nr. 62 (2) und S. 30
„	„		„	Blase	„		Tafel 2
Stecknadel-kopf	„		„	Nierenbecken		„	wie Nr. 62 (2)
Hanfkorn	„		„	„		„	„
Hirsekorn	„		„	„		„	„
staubartig	—		—	„		„	—
Walnuß	fein höckerig	glatt	hart	Blase	vermehrte Ausscheidung	in normalem Harn	Tafel 1
„	„		„	„	„	„	Tafel 3 a, b
„	„		„	„	„	„	wie Nr. 57 (5)
Entenei	„		„	„	„	„	„
Kirschkern	„		„	Nierenbecken	„	„	„
Pflaume	„		„	Blase	„	„	„
„	„		„	„	„	„	„
6 × 3 × 1 cm	„	„	„	„	„	„	„
Hanfkorn	„	„	„	Nierenbecken	„	„	„
Hühnerei	„	„	„	Blase	„	„	„
Entenei	„	„	„	„	„	„	Tafel 3 c, d
Hühnerei	„	fein höckerig	„	„	„	Entzündung	Tafel 5 a, b, c
Kirschkern	fein höckerig		„	Nierenbecken	Vermehrte Ausscheidung von Cystin		Tafel 3 e und S. 32
Apfelkern	glatt mit groben Zacken		sehr hart	„	Oxalurie		Tafel 4 a, b, c
Kirschkern	„		„	„ (Cyste)	„		S. 33
Taubenei	fein höckerig	grobe Zacken	„	Blase	vermehrte Aus-scheidung	vermehrte Aus-fällung	wie Nr. 86 (21)
Walnuß	„	„	„	„	„	„	Tafel 9 a, b, c
Hühnerei	„ Phosphat glatt	„	Schale blätternd	„	„	„	Tafel 10 a, b, c
„	„	„	„	„	„	Entzündung	wie Nr. 81 (22)
Kirsche	glatt	grob höckerig	sehr hart	Blase	vermehrte Aus-scheidung	vermehrte Aus-fällung	Tafel 11 a, b
korallen-artig das Nieren-becken ausfüllend		bimsstein-artig	bröcklig	Nierenbecken	Vermehrte Ausfällung		—
Hanfkorn		„	„	„	„	„	
Gänseei	fein höckerig	glatt	blätternd	Blase	vermehrte Aus-scheidung	vermehrte Aus-fällung	wie Nr. 76 (35)
„	rauh		kreideartig	„	Entzündung		„
Bohne	„		„	Nierenbecken	„		„

Tabelle II. **Nach**

Laufende Nr.	Nummer der Sammlung	Name	Chemische Zusammensetzung. Wichtigste Anteile	Aufbau	Entstehungszeit Kern	Entstehungszeit Mantel	Farbe Kern	Farbe Mantel
30	83	prim. Entzündungs-phosphatstein	Calciumcarbonat, Calciumphosphat, phosphorsaure Ammoniakmagnesia	undeutlich geschichtet	langsam		weiß	
31	2232	,,	,,	—	,,		bräunlich	
32	1729	,,	,,	—	,,		,,	
33	1578	,,	,,	—	,,		,,	
34	197	,,	,,	undeutlich geschichtet	,,		,,	
35	76	,,	,,	,,	,,		weiß	
36	108	,,	,,	teilweise geschichtet	,,		gelblich	
37	18	,,	,,	,,	,,		,,	
38	91	,,	,,	,,	,,		weiß	
39	557	,,	,,	,,	,,		gelblich	
40	32	,,	,,	,,	,,		,,	
41	200	,,	,,	ungeschichtet	schnell		weiß	
42	29	,,	,,	porös geschichtet	,,		grauweiß	
43	100	,,	,,	teilweise geschichtet	,,		gelblich	
44	173	,,	,,	,,	langsam		,,	
45	1767	,,	,,	,,	,,		,,	
46	82	,,	Calciumcarbonat, Calciumphosphat, phosphorsaure Ammoniakmagnesia evtl. Ammoniumurat	nicht geschichtet	schnell		gelblich	weiß
47	61	sek. Entzündungs-phosphatstein	phosphorsaure Ammoniakmagnesia, Ammoniumurat, Calciumcarbonat	Harnsäurekern, keine Schichtung	schnell	schnell	,,	,,
48	78	,,	,,	großer Harnsäure-stein als Kern, keine Schichtung der Schale	langsam	,,	,,	,,
49	37	,,	,,	zerbrochene Harn-säuresteine als Kern, keine Schichtung der Schale	,,	,,	,,	,,
50	101	,,	,,	großer Harnsäure-stein als Kern	,,	,,	gelbbraun	weiß
51	28	,,	,,	kleiner Harnsäure-stein als Kern	,,	,,	gelblich	
52	89	,,	,,	Harnsäurekern, geschichtet	langsam		weiß	
53	71	,,	,,	kleiner Harnsäure-stein als Kern, dann Oxalathülle und Phosphatschale teilweise geschichtet	,,		braun	weiß
54	103	,,	,,	Kern: Phosphate	,,		graubraun	

Steinbildnern geordnet (Fortsetzung).

Größe	Gestalt Kern	Gestalt Mantel	Konsistenz	Vorkommen	Ursachen Kern	Ursachen Mantel	Abbildung
kl. Apfel-groß	fein höckerig		Kern hart, Schale blätternd	Blase	Entzündung		—
Bohne	rauh		kreideartig	Nierenbecken und Blase	,,		—
Stecknadel-kopf bis Erbse	glatt		hart	,,	,,		—
Bohne	rauh		kreideartig	,,	,,		
Hanfkorn bis Erbse	glatt		hart	Nierenbecken	,,		wie Nr. 76 (35)
Hühnerei	glatt		kreideartig blätternd	Blase	,,		Tafel 14 a, b, c
Stecknadel-kopf bis Erbse	teilweise glatt		kreideartig	Nierenbecken und Blase	,,		—
Bohne	höckerig		,,	Ureter	,,		—
—	glatt		,,	Blase	,,		wie Nr. 76 (35)
Stecknadel-kopf bis Erbse	,,		,,	Nierenbecken	,,		,,
Haselnuß	fein höckerig						
bis Hanfkorn	,,		,,	Blase	,,		—
Feige	glatt mit Höckern		bimssteinartig	,,	,,		wie Nr. 61 (Schale) (47)
kl. Pflaume	fein höckerig		kreideartig	,,	,,		wie Nr. 76 (35)
bis Erbse	,,		,,	Nierenbecken	,,		—
kl. Kirsch-groß	,,		,,	,,	,,		—
Walnuß	fein höckerig		bröcklig	Blase	,,		wie Nr. 61 (47)
,,	,,		,,	,,	,,		Tafel 15 a, b, c
8 × 3 cm	,,		,,	,,	,,		Tafel 8 a, b, c
bis Haselnuß	geschichtet glatt	rauh	außen bröcklig	,,	,,		Tafel 7 a, b
7 cm Dm.	glatt	glatt	Kern hart. Schale blätternd	,,	,,		Tafel 6 a, b, c
Taubenei	,,	rauh	,,	,,	,,		Tafel 13 a
Hühnerei	glatt		kreideartig blätternd	,,	,,		Tafel 13 b, c
,,	,,		harter Kern	,,	,,		Tafel 9 d, e
6 cm Dm.	ge-schichtet	grob-höckerig	hart	,,	,,		Tafel 12 a, b, c

Tabelle III. Übersichtstabelle der Pathogenese der

Num- mern der TabelleII	Name der Steine	Kern	Wichtigste Bestandteile	Aufbau und Schichtung	Größe und Oberfläche
1—4a	primäre Harnsäuresteine	bilden Kerne der meisten Harnsteine aller Arten	Harnsäure und Ammoniak	Aufbau: locker; gar nicht oder undeutlich geschichtet	meist klein, groß nur, wenn eine sehr be- deutende Ausschei- dung von Harnsäure stattfindet (Leukämie); Oberfläche fein höckerig
5—16	sekundäre Harnsäuresteine	Kern meist aus primärem Harnsäurestein, selten Oxalat oder Phosphat	Harnsäure	sehr deutlich geschichtet	in allen Größen bis Entenei, Oberfläche: glatt
17	primäre Cystinsteine	bilden selten Kerne für sekundäre Steine	Cystin	undeutlich geschichtet	meist klein, fein höckerig
18—19	primäre Oxalatsteine	,,	Calciumoxalat	fein geschichtet	sehr klein mit groben Zacken
20—24	sekundäre Oxalatsteine	Kern meist aus primärem Harnsäurestein	Calciumoxalat, oft Verlanlassung zu Entzündung und daher Phosphat- mantel gebend	fein geschichtet oder, wenn das Oxalat in großen Mengen ausgeschieden wird, aus kleinen Kugeln und gröberen Schichten	meist nicht größer als eine Walnuß mit groben Zacken Maulbeerstein
25 - 26	primäre Phosphatsteine	bilden selten Kerne	Calciumphosphat	meist undeutlich geschichtet aus kleinen Kugeln aufgebaut	meist klein mit fein- höckerig. Oberfläche
27	sekundärer Phosphatstein	Kern meist aus primärem Harnsäure-, Oxalat- oder Phosphatstein	,,	deutlich geschichtet und manchmal mit Harnsäureschichten abwechselnd	oft bis hühnereigroß mit glatter Ober- fläche
28—46	primäre Entzündungs- phosphatsteine	bilden selten Kerne	phosphorsaure Ammoniakmagnesia, Calciumcarbonat und oft Ammoniumurat	Aufbau locker, gar nicht oder undeutlich geschichtet	meist klein, doch auch bis hühnereigroß
47—54	sekundäre Entzündungs- phosphatsteine	Kern meist aus prim. Stein oder Fremdkörper	,,	Aufbau locker oder teilweise geschichtet	oft bedeutende Größe bis Kleinkinderkopf

verschiedenen Steine, wie sie aus Tabelle II hervorgeht.

Farbe	Konsistenz	Häufigstes Vorkommen Alter	Entstehungsursachen und Dauer Harnverhältnisse	Abbildung als Beispiel
gleichmäßig gelb	bröcklig	Nierenbecken Kindesalter	Vermehrte Harnsäureausscheidung mit Infarktbildung in den Nierenpapillen. Entstehen schnell. Harn enthält meist Albumen	Tafel 2
der Schichtung entsprechend gelb bis braun	hart	Blase, selten Nierenbecken Erwachsene	Entstehen um einen primären Harnsäurekern ohne Veränderung des Harnes vorauszusetzen. Dauer meist viele Jahre. Harn manchmal Albumen, meist nur bei Blutungen	Tafel 1, 3 a, b
graugelb	„	Nierenbecken Kindesalter	Entstehen durch Cystinurie. Meist schnell. Harn führt Albumen	Tafel 3 e S. 32
dunkelbraun	sehr hart	Nierenbecken, Nierencysten Erwachsene	Vermehrte Ausfällung von Oxalat aus einem der im Text angeführten Gründe. Dauer: langsam. Harn unverändert	Tafel 4
„	„	Blase Erwachsene	„ „ „ Gibt oft zu Blutungen oder Entzündung Anlaß; daher meist auch Beteiligung von Phosphaten oder ganze Hülle von phosphorsaurer Ammoniakmagnesia	Tafel 9, 10
weiß	kreidig	Nierenbecken Erwachsene	Entstehen im alkalischen Harn meist schnell, ohne weitere Veränderungen des Harnes. Albumen oft positiv	—
weiß	„	Blase Erwachsene	Entstehen durch Ausfällung der Phosphate im alkalischen Harn oder bei Blutungen durch Reiz von primären Steinen. Albumen bei Blutung positiv.	—
weiß oder gelblich	porös bröcklig	Nierenbecken oder Blase Erwachsene	Verdanken ihre Entstehung einer Entzündung mit ammoniakalischer Harngärung. Entstehen schnell. Harn enthält Albumen, Eiter, oft auch Blut	Tafel 14, 13
„	oder kreidig	Nierenbecken oder Blase Erwachsene	„ „	Tafel 8, 12

Literaturverzeichnis.

(Berücksichtigt hauptsächlich die neuere Literatur.)

Abderhalden: Lehrbuch der Physiologischen Chemie. Berlin 1909.
— Familiäre Cystindiathese. Zeitschr. f. physiol. Chemie 38, 557. 1903.

Ackermann: Ein Fall von parenchymatöser Nephritis mit Retention der Zylinder in den Nierenkelchen und dem Nierenbecken. Archiv f. klin. Medizin 10, 298.

Adami: The principles of Pathology. Philadelphia and New York 1908.

Adler: Zur Ätiologie, Diagnostik und Therapie der Nephrolithiasis. Wiener klin. Wochenschr. 1907, S. 1534.

Albers-Schönberg: Differentialdiagnose der Harnleitersteine und sog. Beckenflecken. Fortschr. a. d. Geb. d. Röntgenstrahlen 9, 255.

L. Aschoff sen: De genesi urolithorum. Dissertatio inauguralis medica. Berlin 1861.

L. Aschoff: Verkalkung. Ergebnisse d. allgem. Pathol. 8, 561. 1904.
— Histologische Untersuchungen über die Harnsäureablagerungen. Verhandl. d. Deutsch. pathol. Gesellschaft, 2. Tagung, Meran 1900.

Aschoff-Bacmeister: Cholelithiasis. Jena 1910.

Askanazy: Calculs insolites dans des reins polykystiques. Société Médicale de Genève. Séance du 27 mai 1909.

Ascoli: Mechanismus der Albuminurie durch Eiereiweiß. Münch. med. Wochenschr. 1902, S. 398.

Ascoli und Jzar: Über Harnsäure in Leberextrakten. Zeitschr. f. physiol. Chemie 58, 538.

Carl Beck, M. D.: The renal origin of vesical Calculi. Read in the Section on Surgery and Anatomy of the American Medical Association. Chicago, June 1908.

Bezzola, Jzar und Preti: Wiederbildung zerstörter Harnsäure in der künstlich durchbluteten Leber. Zeitschr. f. physiol. Chemie 62, 229, 346 u. 354.

Biesenthal: Über den Einfluß des Piperacins auf die Harnsäurediathese. Virchows Archiv 136, 51.

Bloch: Harnsäureausscheidung bei Gicht. Biochem. Centralbl. 1906/07, S. 822.
— Zur Kenntnis des Purinstoffwechsels beim Menschen. Deutsches Archiv f. klin. Medizin 83. 1905.

Bókay: Die Lithiasis im Kindesalter in Ungarn. Jahrb. f. Kinderheilk. 1895.

Brugsch: Zur Stoffwechselpathologie der Gicht. Zeitschr. f. experim. Pathol. u. Ther. 2. 1906.

Burian: Die Bildung, Zersetzung und Ausscheidung der Harnsäure beim Menschen. Sonderabdruck der Med. Klinik 1905, Nr. 6; 1906, 19—21.

Burian und Schur: Über die Stellung der Purinkörper im menschlichen Stoffwechsel. Arch. f. Physiol. 80, 241. 1900 u. 87, 239. 1901.

Cipollina: Über Oxalsäure im Organismus. Berl. klin. Wochenschr. Nr. 20.

Civiale: Traité de l'affection calculeuse. Paris 1838.

— Über die medizinische Behandlung und Verhütung des Steins und Grieses. Deutsch von Dr. C. Holstein. Berlin 1840.

A. Czerny und A. Keller: Zur Kenntnis der Gastroenteritis. Säurebildung. Jahrb. f. Kinderheilk. 45, 284.

Dunin und Nowaczek: Über Harnsäureausscheidung bei croupöser Pneumonie. Zeitschr. f. klin. Medizin 35. 1897.

Ebstein: Die Natur und Behandlung der Harnsteine. Wiesbaden 1884.

— Die Natur und Behandlung der Gicht. Wiesbaden 1882.

— Harnsaure Diathese und Leukämie. Virchows Archiv 154, 349.

— Die Harnblase bei der Bilharziakrankheit und ihre Beziehungen zur Urolithiasis. Zeitschr. f. Urologie 1910.

Ebstein und Nikolaier: Über experimentelle Erzeugung von Harnsteinen. Wiesbaden 1891.

— Über künstliche Darstellung von harnsauren Salzen in der Form von Sphärolithen. Virchows Archiv 123, 373.

— Über Ausscheidung von Harnsäure durch die Nieren. Virchows Archiv 143, 337. 1896.

Ellinger (Roster): Lithursaures Magnesium. Handb. d. Biochemie 3, I, 682.

Englisch: Über spontane Zertrümmerung der Harnsteine in der Blase. Archiv f. klin. Chir. 76, 961. 1905.

Fränkel, A.: Fall von calculöser Anurie. Wiener klin. Wochenschr. 1910, Nr. 2.

Franke: Ätiologisches zur Koliinfektion der Harnwege. Mitt. a. d. Grenzgeb. d. Med. u. Chir. 22, 623.

Fürbringer: Zur Oxalsäureausscheidung durch den Harn. D. Arch. f. klin. Med. 18, 143. 1876.

Gage und Beal: Fibrinous Calculs in the Kidney. Annuals of Surgery. Sept. 1908.

Goebel: Über Blasensteine (nach in Ägypten gemachten Erfahrungen). Deutsche Zeitschr. f. Chir. 81, 287. 1906.

Gudzent: Physikalisch-chemisches Verhalten der Harnsäure und ihrer Salze im Blut. Zeitschr. f. physiol. Chemie 63, 454ff.

— Physikalisch-chemische Untersuchungen über das Verhalten der harnsauren Salze in Lösungen. Zeitschr. f. physikal. Chemie 56,150ff.; 60,25ff.

Gülhane-Festschrift. Prof. Dr. Wieting Pascha. Leipzig 1909.

Güterbock: Gallensteinkonkremente in der Harnblase. Virchows Archiv 66, 273.

Heller, Joh. Florian: Die Harnkonkretionen, ihre Entstehung, Erkennung und Analyse. Wien 1860.

Hofmeister, Über Ablagerung und Resorption von Kalksalzen in den Geweben. Ergebnisse d. Physiol., X. Jahrg.

Hoppe-Seyler: Handbuch der chemischen Analyse. Berlin 1909.

Horbaczewski: Analyse zweier seltener Harnsteine. Zeitschr. f. physikal. Chemie 18, 335. 1893.

— Bildung der Harnsäure und der Xanthinbasen. Monatshefte f. Chemie 12, 221. 1891.

— Entstehung der Harnsäure im Säugetierorganismus. Monatshefte f. Chemie 10, 624. 1889.

Jacoby: Über die Oxydationsfermente der Leber. Virchows Archiv 157, 235. 1899.

Jores, Pathologie der Harnorgane. Lubarsch-Ostertag. Ergebnisse d. Pathologie 11, 182. 1907.

Kapsamer: Über Spontanfraktur der Blasensteine. Wiener klin. Wochenschrift 1903.

Kitt: Lehrbuch der pathologischen Anatomie der Haustiere. Stuttgart 1901. Bd. II, S. 490.

Klebs: Handbuch der pathologischen Anatomie. Berlin 1870.

Klemperer und Tritschler: Untersuchungen über die Herkunft und Löslichkeit der im Urin ausgeschiedenen Oxalsäure. Zeitschr. f. klin. Medizin 44. Berlin 1902.

Klemperer: Diskussion zum Vortrag von Brugsch über Gicht, Gichtniere und Uratsteindiathese. Münch. med. Wochenschr. 1908, Nr. 50, S. 2630.

Krehl: Pathologische Physiologie. Leipzig 1909.

Krüche: Inaug.-Diss. Jena 1879; zit. nach Ebstein.

Kümmel: Die Steinkrankheit der Nieren und der Harnleiter. Deutsche med. Wochenschr. 1908, S. 537.

Kuhnau: Experimentelle und klinische Untersuchungen über das Verhältnis der Harnsäureausscheidung zur Leukocytose. Zeitschr. f. klin. Medizin 28. 1895.

Kukula: Über Lithiasis der Harnblase in Böhmen. Wien 1894.

Kumita: Experimentelle Untersuchungen über die nach Anwesenheit von Steinen auftretenden Veränderungen. Mitt. a. d. Grenzgeb. d. Med. u. Chir. 20, 565.

W. Küttner und S. Weil: Über Blasensteinkrankheit in Württemberg. Beiträge z. klin. Chir. 63, 364. 1909.

Langstein und Niemann: Ein Beitrag zur Kenntnis der Stoffwechsel-
vorgänge in den ersten Lebenstagen des normalen und frühgeborenen
Säuglings. Jahrb. f. Kinderheilk. **71**, Heft 5.

Lichtwitz: Untersuchungen über Kolloide im Urin. Zeitschr. f. physiol.
Chemie **61**, Heft 2; **64**, Heft 2.

Lichtwitz: Über die Bedeutung der Kolloide für die Konkrementbildung
und Verkalkung. Deutsche med. Wochenschr. 1910, Nr. 15.

Loeper: Oxalémie. Semaine médicale 1911, No. 30.

Lommel: Über die Herkunft der Oxalsäure im Harn. Deutsches Archiv
f. klin. Medizin **63**, 599. 1900.

Luzzato: Über Physiologie der Oxalsäure und Oxalursäure im Harn.
Zeitschr. f. physiol. Chemie **37**, 225. 1903.

Magnus - Levy: Über den Stoffwechsel bei akuter und chronischer
Leukämie. Virchows Archiv **152**, 107.

Mayer, Arth.: Über die Bildung und Ausscheidung der Oxalsäure bei
Infektionskrankheiten. Archiv f. klin. Medizin **89**, 425. 1907.

Meckel von Hemsbach: Mikrogeologie. Über die Konkremente. Berlin
1856.

Mendelsohn: Über Harnsäurelösung, insbesondere durch Piperacin. Berl.
klin. Wochenschr. 1892, S. 384.

Mingram: Beitrag zur Frage der Steinbildung in den Harnwegen nach
Wirbelbrüchen. Deutsche Zeitschr. f. Chir. **98**, 89.

Minkowski: Die Gicht. Nothnagels Handbuch, Wien 1903.

Monsseaux: Sur la pyélo-néphrite et la gravelle d'origine scarlalineuse
chez l'enfant. Arch. de méd. des enfants 1905, 281.

Morawitz-Adrian: Eiweißsteine. Mitteil. a. d. Grenzgeb. d. Med. u.
Chir. **17**, 579. 1907.

Moritz: Über den Einschluß von organischer Substanz in den krystalli-
sierten Sedimenten des Harnes, besonders denen der Harnsäure. Verhandl. d. XIV. Kongresses f. inn. Medizin 1896.

Müller, Kurt: Nierensteine nach Traumen der Wirbelsäule. Langen-
becks Archiv f. klin. Chir. **50**, 3.

Naumann - Zirkel: Elemente der Mineralogie. Leipzig 1901.

Fr. Necker und K. Gagstätter: Klinik und Therapie der Steine im
Beckenteile des Ureters. Klin. Wochenschr. 1911, S. 268.

Neuberg: Die Phosphaturie. v. Noordens Handb. d. Pathologie des
Stoffwechsels. Berlin 1907, 500.

Peipers: Über eine besondere Form von Nierensteinen. Münch. med.
Wochenschr. 1894, S. 531.

Pfeiffer, E.: Ätiologie und Therapie der harnsauren Steine. Verhandl. d.
V. Kongresses f. inn. Medizin 1886.

Pfeiffer, E.: Über Harnsäureverbindungen beim Menschen. Berl. klin. Wochenschr. 1894, S. 913, 934.

— Über Harnsäure und Gicht. Berl. klin. Wochenschr. 1892, Nr. 16, 17, 19, 20.

Pfeil: Über den Einfluß der Nahrungsaufnahme auf die Ausscheidung der Harnsäure. Zeitschr. f. physiol. Chemie 40. 1903.

Pommer: Ein Struvitstein in einem Falle von Epidermisierung der Harnblase. Verhandl. d. Deutsch. pathol. Gesellschaft, IX. Tagung 1905, S. 28.

Posner: Studien über Steinbildung. Zeitschr. f. klin. Medizin 9 u. 16, 1885/1889.

— Über Eiweißkörper im normalen Harn. Virchows Archiv 104, 497.

Renvall, D.: Om Urinstenar i Finland. Nord. Chir. Verein Helsingfors, Aug. 1909.

Rosenbach: Kritischer und experimenteller Beitrag zur Frage der Entstehung der Nierensteine. Mitt. a. d. Grenzgeb. d. Med. u. Chir. 22, 630. 1911.

Rosenbach, F.: Zur pathologischen Anatomie der Gicht. Virchows Archiv 179. 359.

Rosenstein, L.: Pathologie und Therapie der Nierenkrankheiten. Berlin 1863.

Roth: Ungewöhnliche Blasen- und Nierensteine. Berl. klin. Wochenschr. 1911, S. 62.

Rott: Beitrag zur Wesenserklärung der physiologischen Gewichtsabnahme der Neugeborenen. Zeitschr. f. Kinderheilk. 1. Berlin 1910.

Salkowski: Über Entstehung und Ausscheidung der Oxalsäure. Berl. klin. Wochenschr. 1900, Nr. 20.

Samuely: Die Acidosis. Medizinisch-wissenschaftl. Archiv. Berlin 1909.

Schade: Beiträge zur Konkrementbildung und Entstehung der Harnsteine Münch. med. Wochenschr. 1909, Heft 1 u. 2.

— Beiträge zur Konkrementbildung. II. Münch. med. Wochenschr. 1911, S. 723.

— Zur Genese der Gallensteine. Zeitschr. f. experim. Pathol. u. Ther. 8, 2. Berlin 1910.

Schepelmann: Historisches zur Kenntnis der Entstehung von Harnsteinen. Berl. klin. Wochenschr. 1911, Nr. 12.

Schittenhelm: Natur und Wesen der Gicht. Beihefte zur Med. Klinik 1907, III. Jahrg.

— Über das uricolytische Ferment. Zeitschr. f. physiol. Chemie 45. 1905.

— Untersuchung der Harnsteine. Handb. d. biochem. Arbeitsmethoden Berlin 1910, S. 903.

Schmorl: Zur Kenntnis der Harnkonkremente. Verhandl. d. Deutsch. pathol. Gesellschaft, IV. Tagung, Hamburg 1901.

Schreiber: Die Entstehung der Harnsäureinfarkte. Zeitschr. f. klin. Medizin 38.

— Über sogenannte Schatten der Harnsäurekrystalle. Virchows Archiv 153, 147. 1898.

Soetbeer und Ibrahim: Über das Schicksal eingeführter Harnsäure im Organismus. Zeitschr. f. physiol. Chemie 35. 1902.

Spiegel: Über Zusammensetzung von Nierensteinen. Berl. klin. Wochenschrift 1900. S. 599.

Stadthagen: Über das Verhalten der Harnsäure in verschiedenen tierischen Organen, ihr Verhalten bei Leukämie und die Frage ihrer Entstehung aus Stickstoffbasen. Virchows Archiv 109, 390.

Steinmann: Über Schalen- und Kalksteinbildung. Naturforschende Gesellschaft Freiburg. IV. 1889.

Stradomsky: Die Bedingungen der Oxalsäurebildung im menschlichen Organismus. Virchows Archiv 163, 404.

Studensky, Zur Lehre von der Bildung der Harnsteine. Deutsche Zeitschr. f. Chirurgie. 7, 171.

Telemann: Untersuchungen über röntgenologische Darstellbarkeit von Steinen des harnleitenden Apparates. Deutsche med. Wochenschr. 1911, Nr. 21.

Trenker: Über das Harnsäurelösungsvermögen des Blutserums. Centralblatt f. inn. Medizin 1904.

Ultzmann: Die Harnkonkretionen der Menschen. Wien 1882.

— Die Krankheiten der Harnblase. Lithiasis, S. 164ff. Deutsche Chirurgie, Lief. 52.

Umber: Lehrbuch der Ernährung und des Stoffwechsels. Berlin 1909.

Virchow: Cystinsteine in den Nieren. Virchows Archiv 10, 230. 1856.

— Zur pathologischen Physiologie des Blutes. Virchows Archiv 5, 108. 1853.

Waldeyer: Lienale Leukämie mit ausgebreiteten Steinbildungen in Leber und Nieren. Virchows Archiv 35, 214. 1866.

Weber: Steinbildung in der Niere nach einfacher Rückenquetschung ohne Wirbelfraktur. Münch. med. Wochenschr. 1892, Nr. 12.

Weintraud: Gicht. Ergebnisse d. allgem. Pathol. 1, 1. Wiesbaden 1896.

— Polyglobulie und Milztumor. Zeitschr. f. klin. Medizin 55.

— Über Harnsäurebildung beim Menschen. Dubois' Archiv 1895.

Wieting - Pascha: Gülhane-Festschrift. Leipzig 1909.

Wiechowski: Die Bedeutung des Allantoins im Harnsäurestoffwechsel. Beiträge z. chem. Physiol. u. Pathol. 11, 109. 1908.

Wiechowski: Über die Zersetzlichkeit der Harnsäure im menschlichen Organismus. Arch. f. experiment. Pathol. und Pharmakol. **60,** 189. 1909.

— Das Schicksal intermediärer Harnsäure beim Menschen und der Allantoingehalt des menschlichen Harnes; nebst Bemerkungen über Nachweis und Zersetzlichkeit des Allantoins. Biochem. Zeitschr. **25,** 431. 1910.

Wiener, H.: Die Harnsäure. Ergebnisse d. Physiol. 1. Jahrg., S. 555. Wiesbaden 1902.

— Die Harnsäure und ihre Bedeutung für die Pathologie. Ergebnisse d. Physiol. 2. Jahrg., S. 376.

v. Wittig: Über Harnsekretion und Albuminurie. Virchows Archiv **10,** 325.

Zerner: Über die chemischen Bedingungen für die Bildung von Harnsäuresedimenten. Wiener klin. Wochenschr. 1893, S. 272.

Zuckerkandl: Einige seltene Konkretionen der menschlichen Harnwege. Wiener klin. Wochenschr. 1900, S. 8.

— Über Nierensteine. Archiv f. klin. Chirurgie **87,** 481.

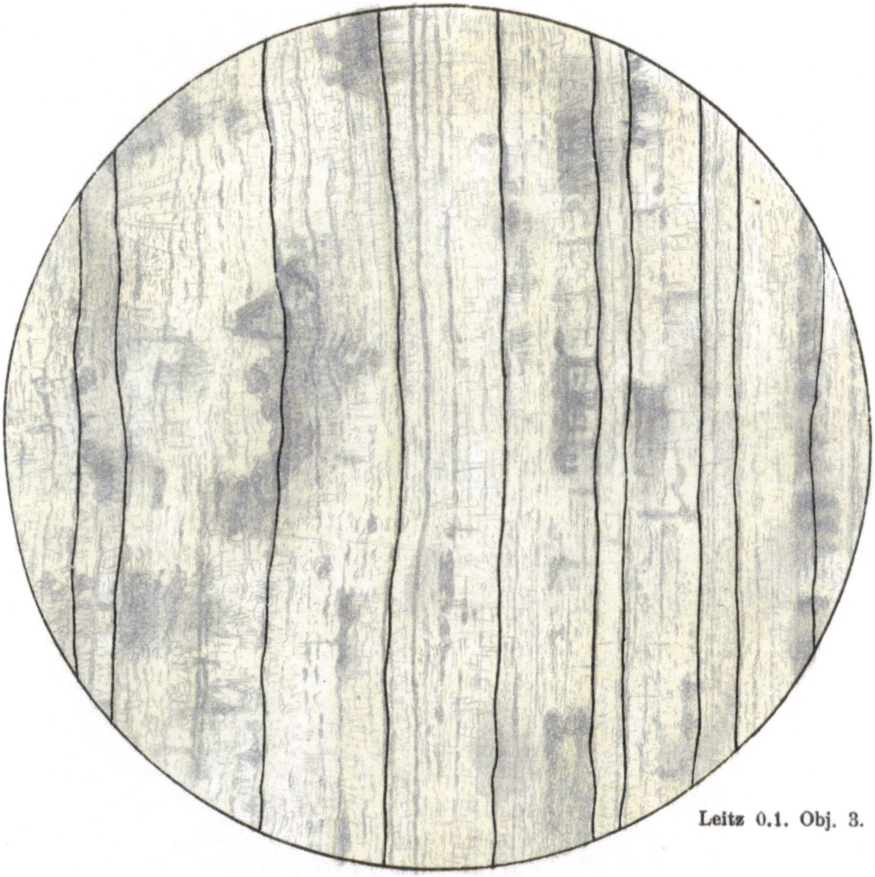

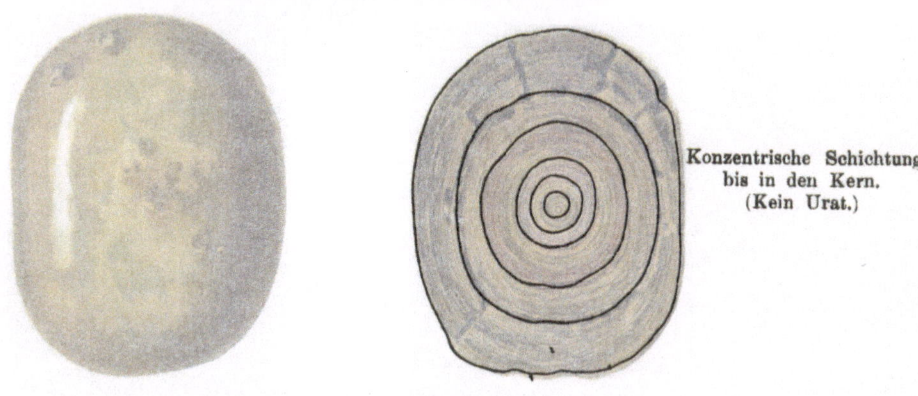

Leitz 0.1. Obj. 3.

Harnsäure (deutliche Schichtung).

No. 57. Reiner Harnsäurestein mit deutlicher Schichtung ohne nachweisbare Urate.
(Sekundärer Harnsäurestein mit Harnsäurekern.)

Konzentrische Schichtung
bis in den Kern.
(Kein Urat.)

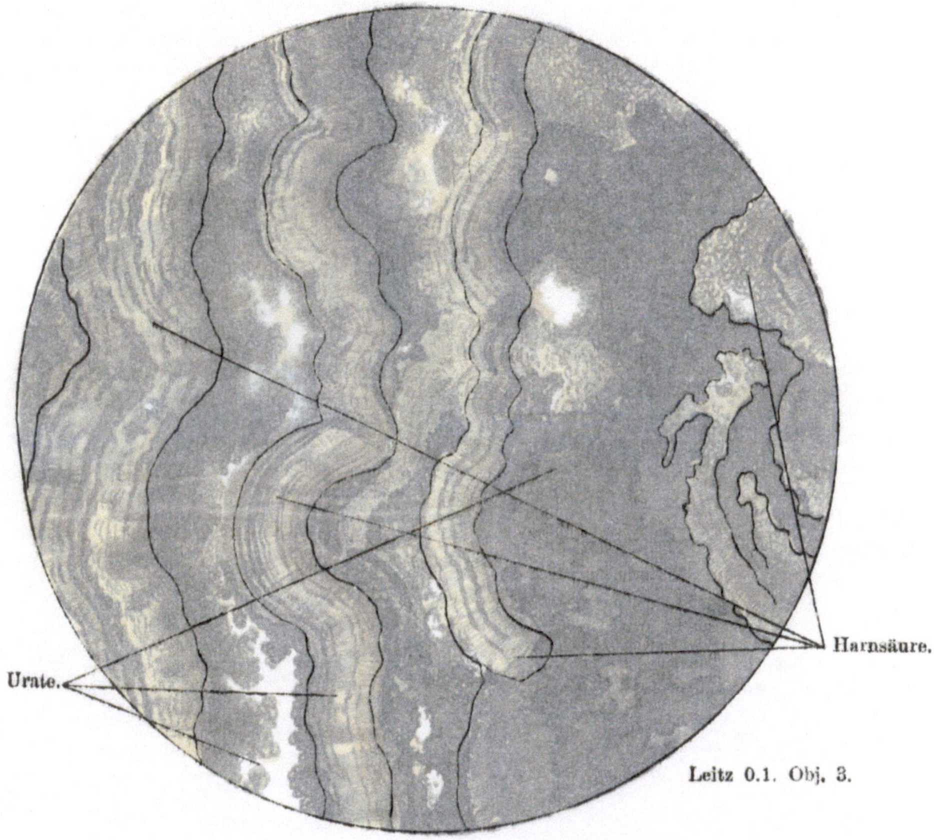

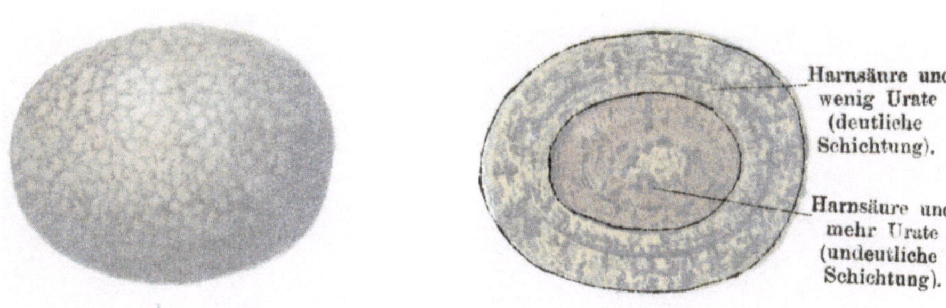

No. 62. Reiner Harnsäurestein mit undeutlicher Schichtung infolge von eingelagerten Uratkugeln.

(Auffallend grosser primärer Harnsäurestein. Kernstein.)

No. 74. Reiner Harnsäurestein mit charakteristischen Sprüngen.
(Sekundärer Harnsäurestein mit Harnsäurekern.)

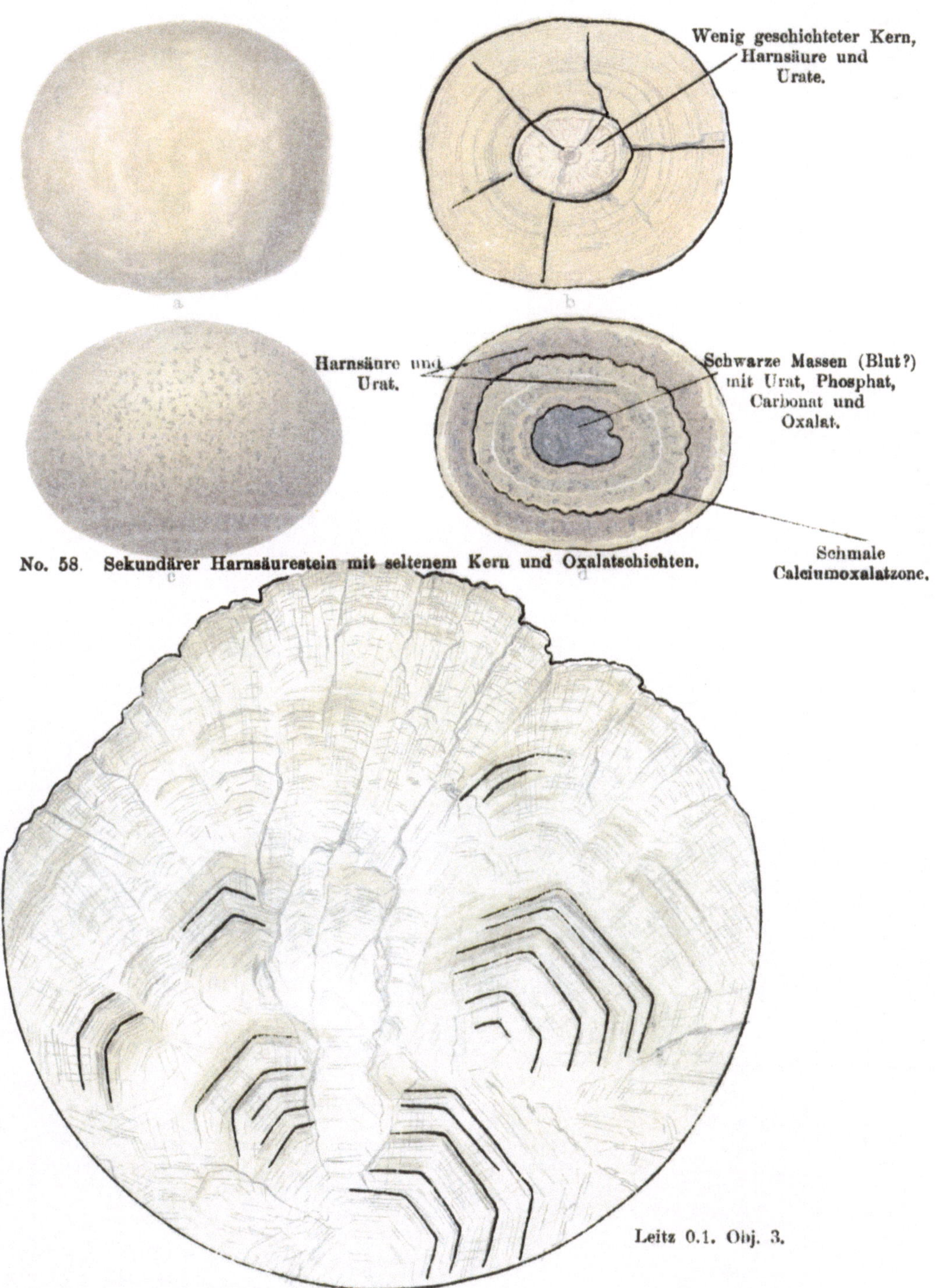

No. 58. Sekundärer Harnsäurestein mit seltenem Kern und Oxalatschichten.

Primärer Cystinstein (Kernstein, charakteristische Sechsecke).

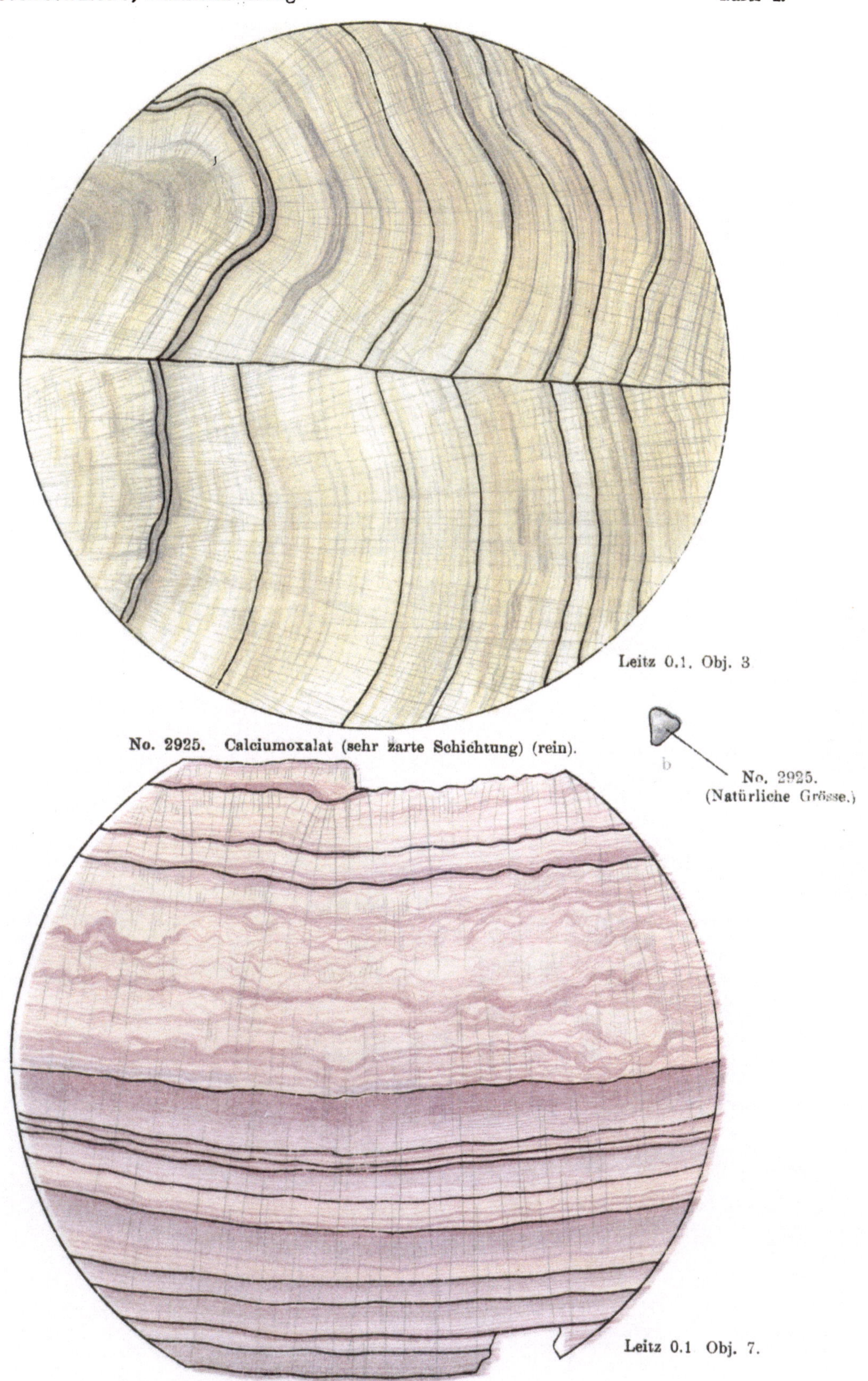

No. 2925. Calciumoxalat (sehr zarte Schichtung) (rein).

No. 2925. Reiner Calciumoxalatstein (Kernstein, Oxalat aufgelöst mit HCl, organisches Gerüst mit Eosin gefärbt).

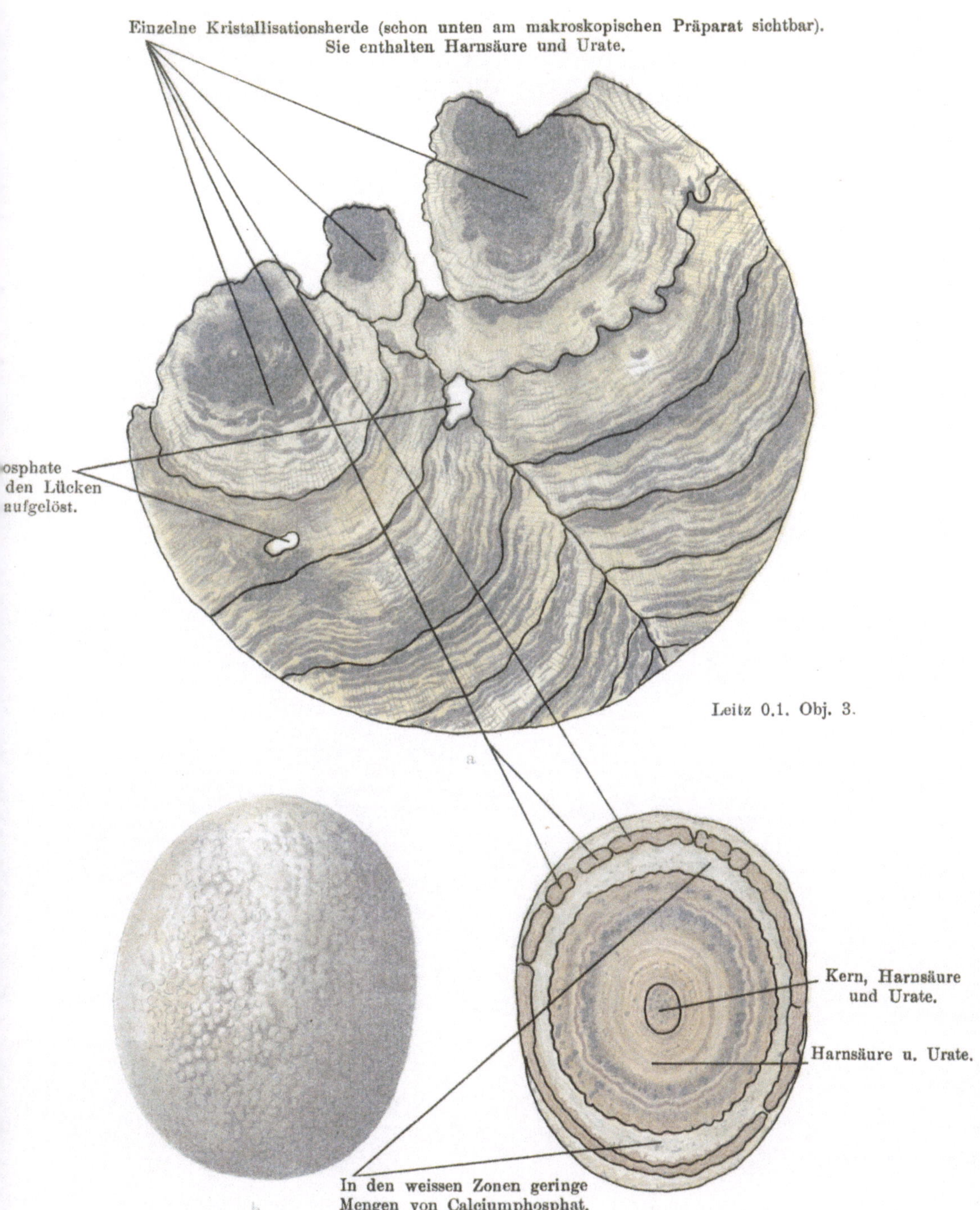

No. 65. Harnsäurestein mit geringen Mengen von Phosphaten (teilweise deutliche, teilweise
undeutliche Schichtung).
(Secundärer Harnsäure-Phosphatstein mit Harnsäurekern.)

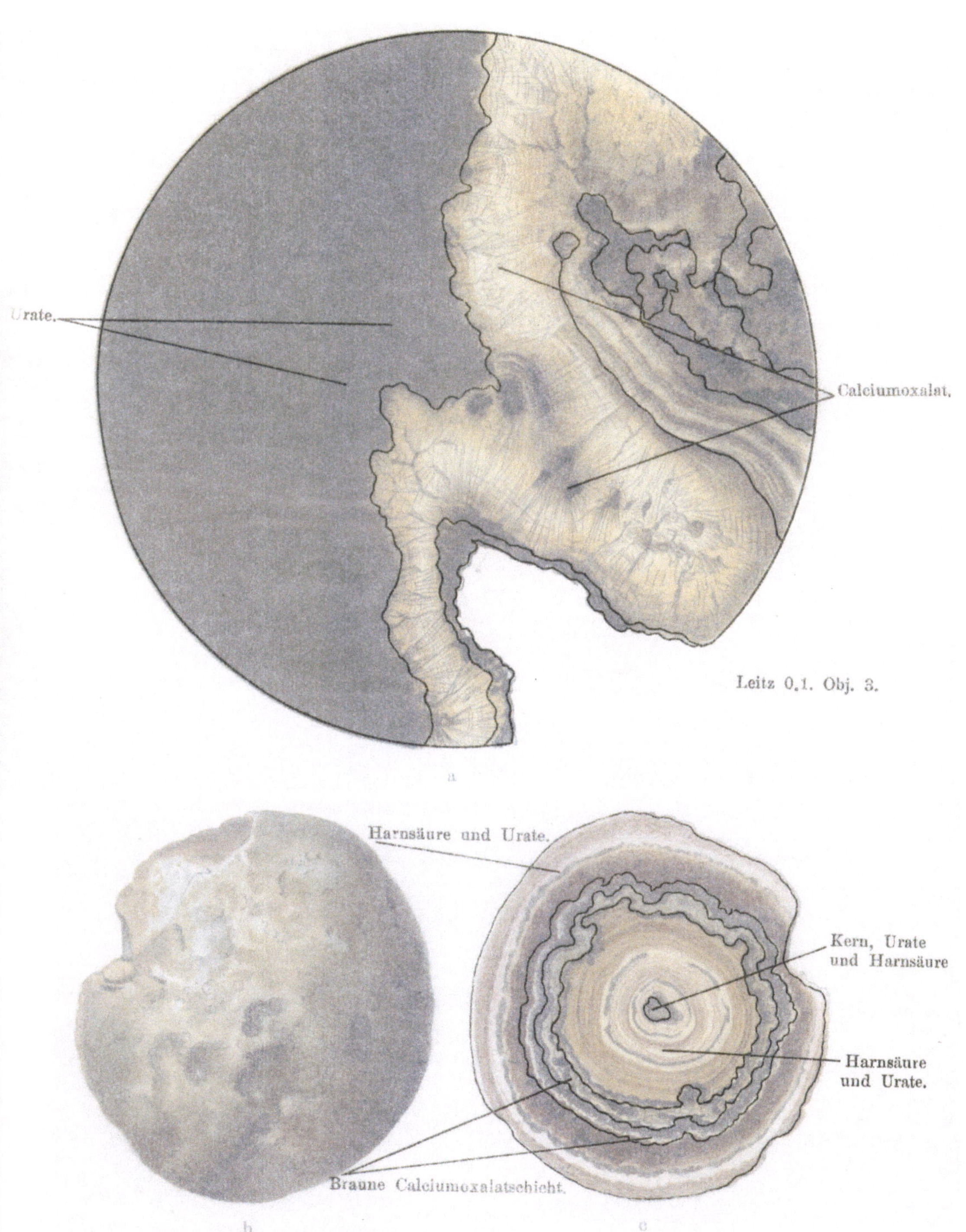

No. 101. Harnsäurestein mit einzelnen schmalen Oxalatzonen.
(Sekundärer Harnsäure-Oxalatstein mit Harnsäurekern.)

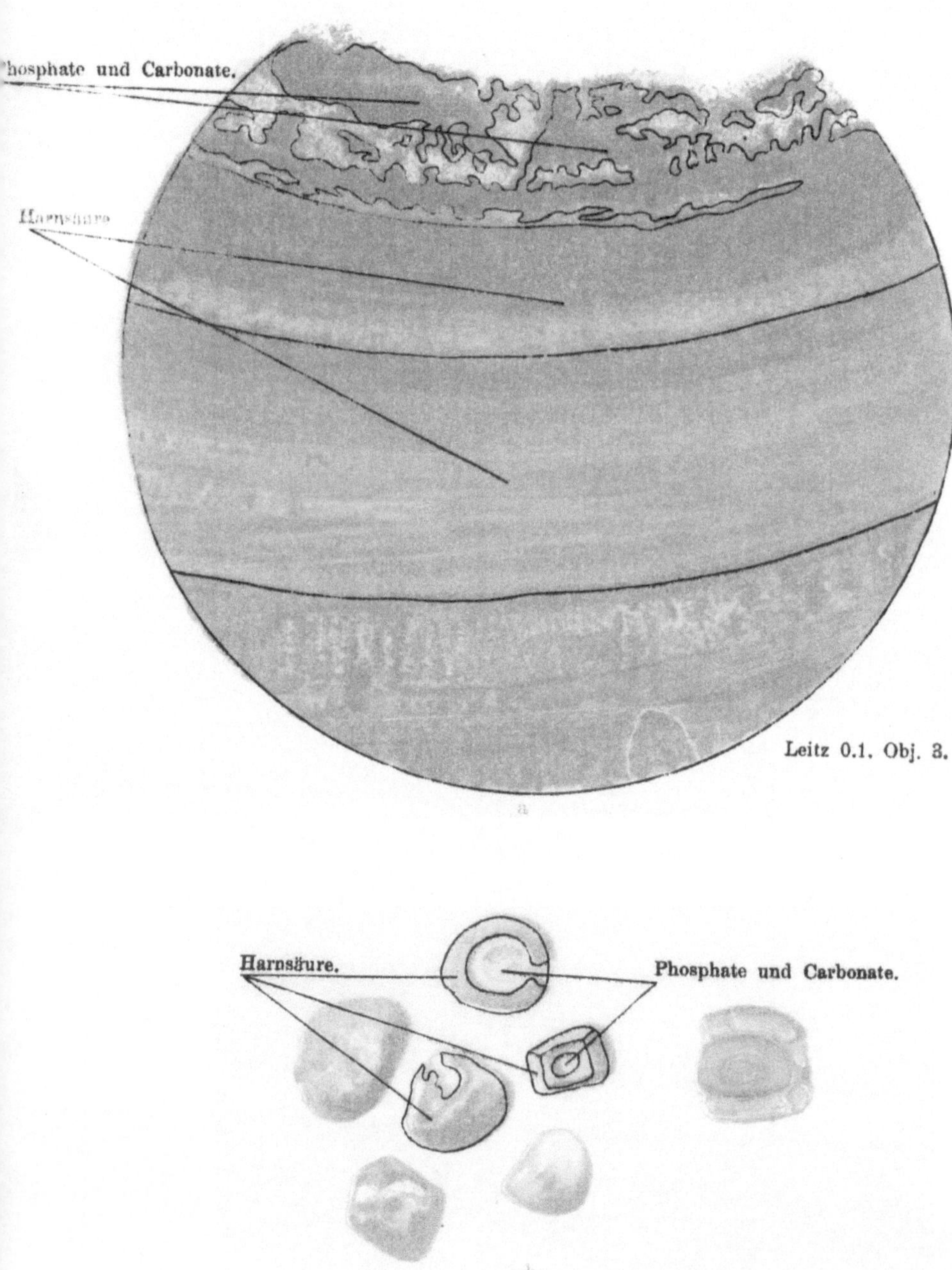

No. 37. Zertrümmerte, reine, geschichtete Harnsäuresteine mit Phosphaten und Carbonaten bedeckt. (Kombinationssteine aus zertrümmerten sekundären Harnsäuresteinen mit Schalen aus phosphorsaurer Ammoniak-Magnesia.)

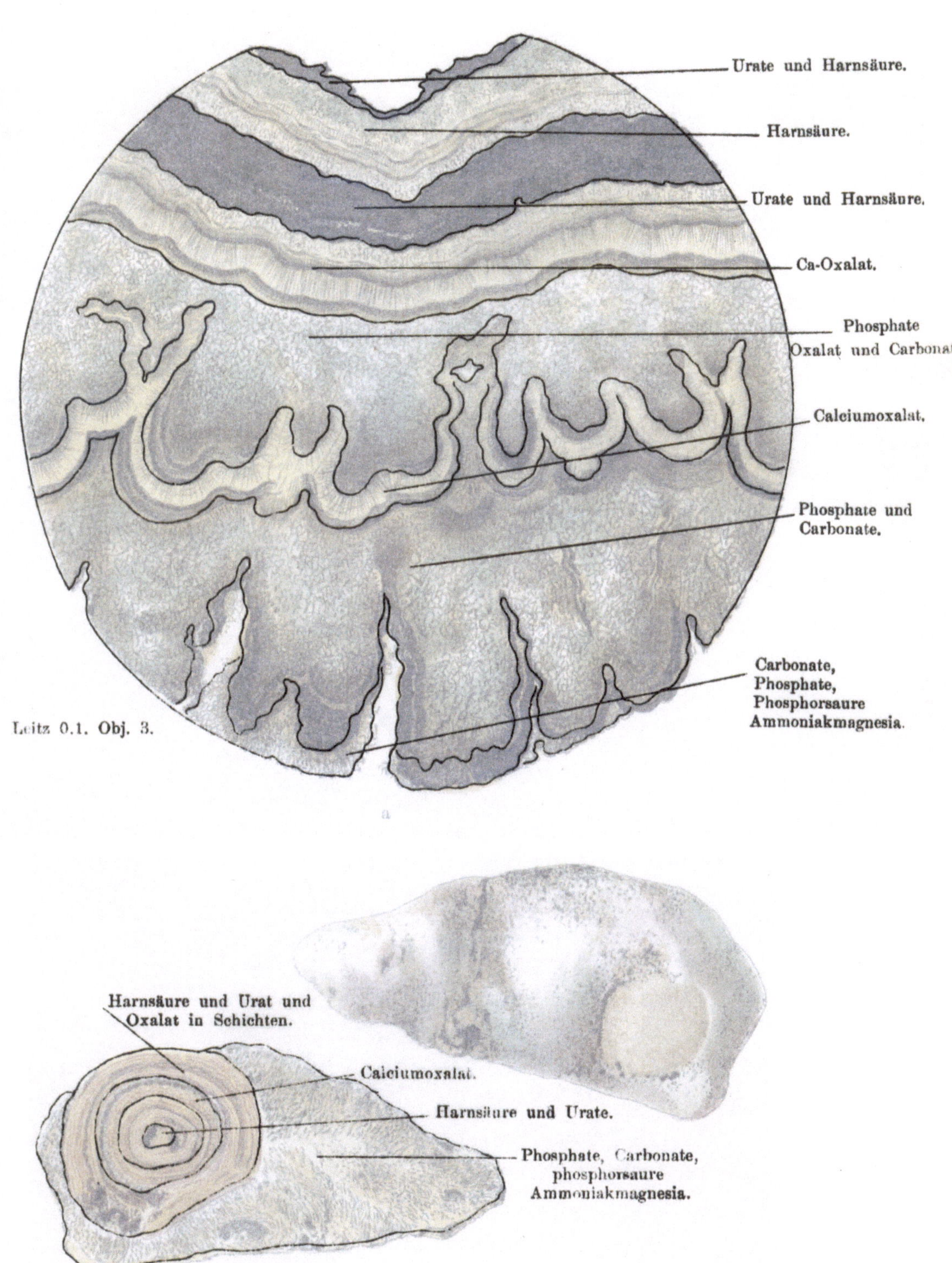

No. 78. Harnsäurestein mit starkem Phosphat- und Carbonatmantel.
(Kombinationsstein um sekundären Harnsäure-Oxalatstein.)

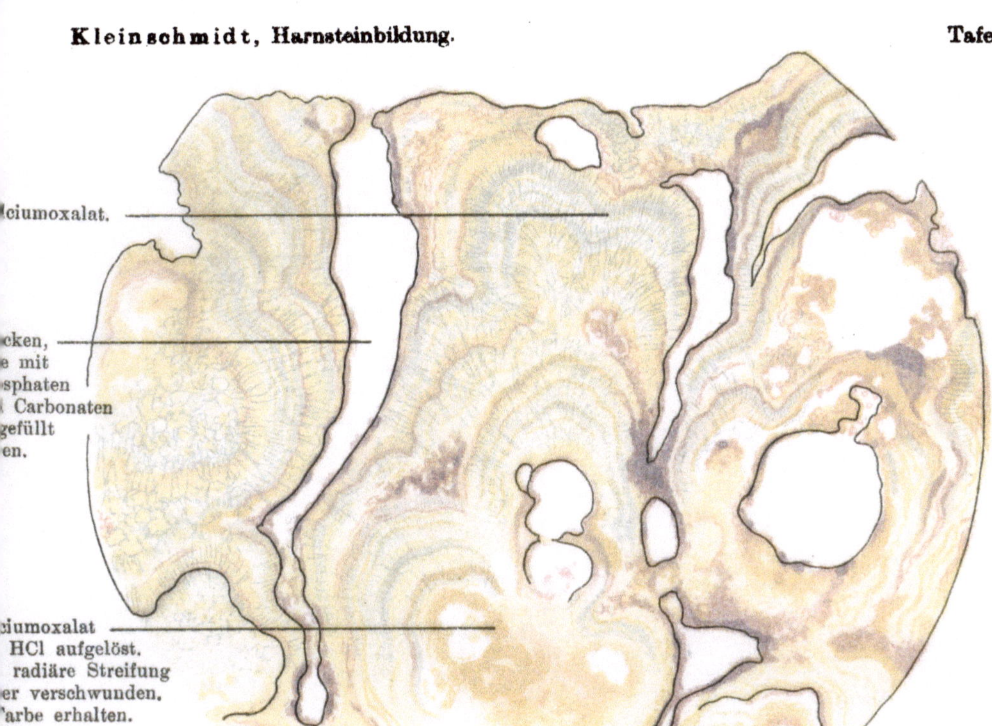

No. 86. Sekundärer Oxalatstein mit Harnsäurekern.

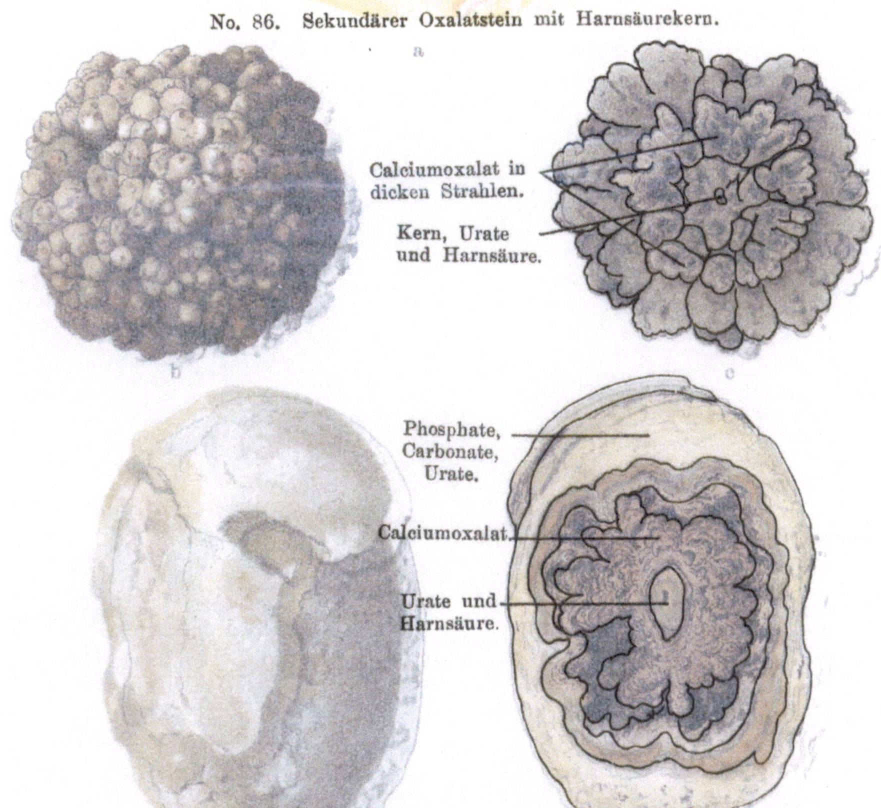

Oxalatsteine mit Uratkern und Beteiligung von geringen Mengen von Phosphaten.
Der untere hat eine Hülle von phosphorsaurer Ammoniak-Magnesia.
(Kombinationsstein um sekundären Oxalatstein.)

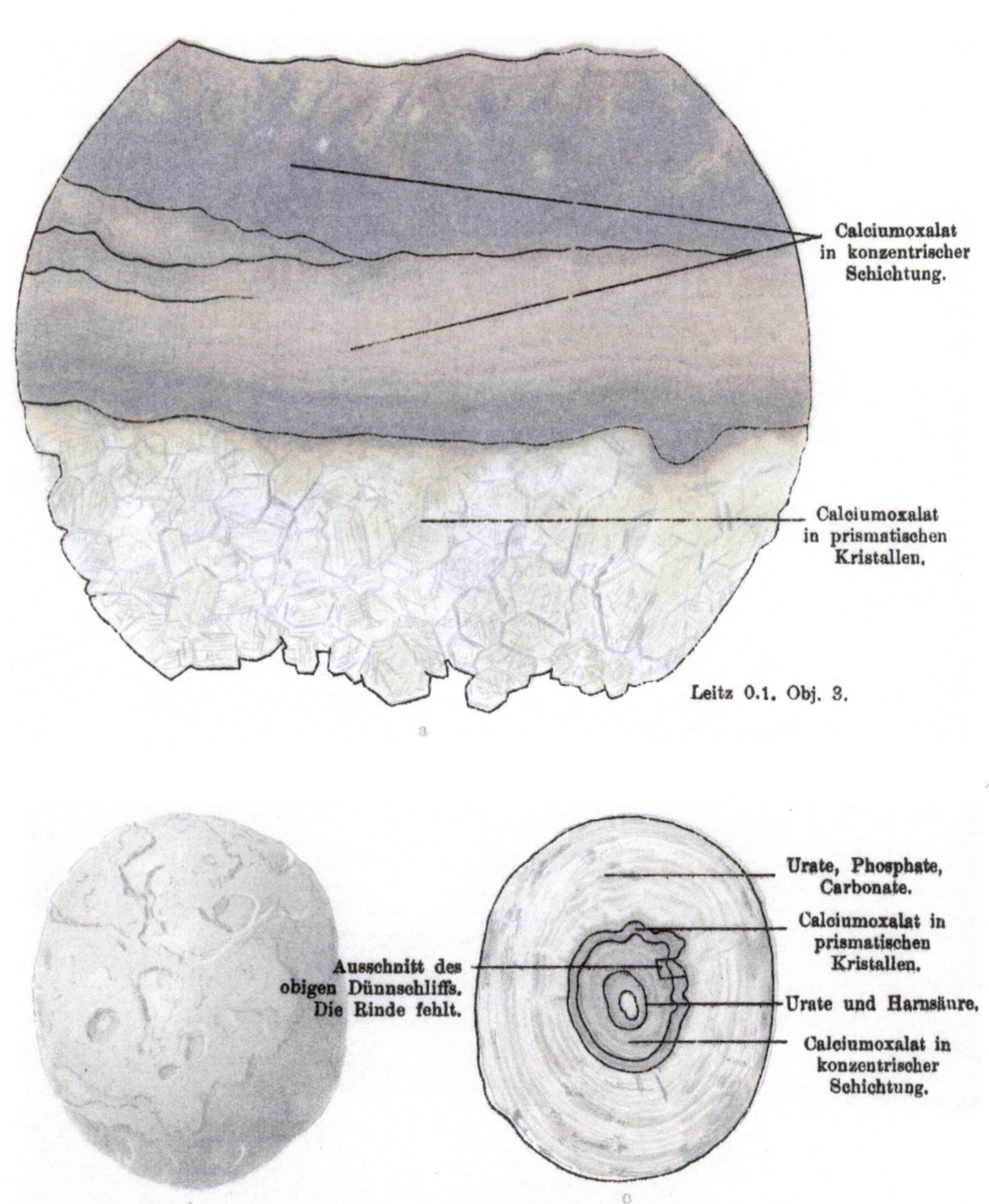

No. 81. Oxalatstein mit Harnsäurekern und Phosphat und Carbonathülle.
(Sekundärer Oxalat- und Phosphatstein um Harnsäurekern.)

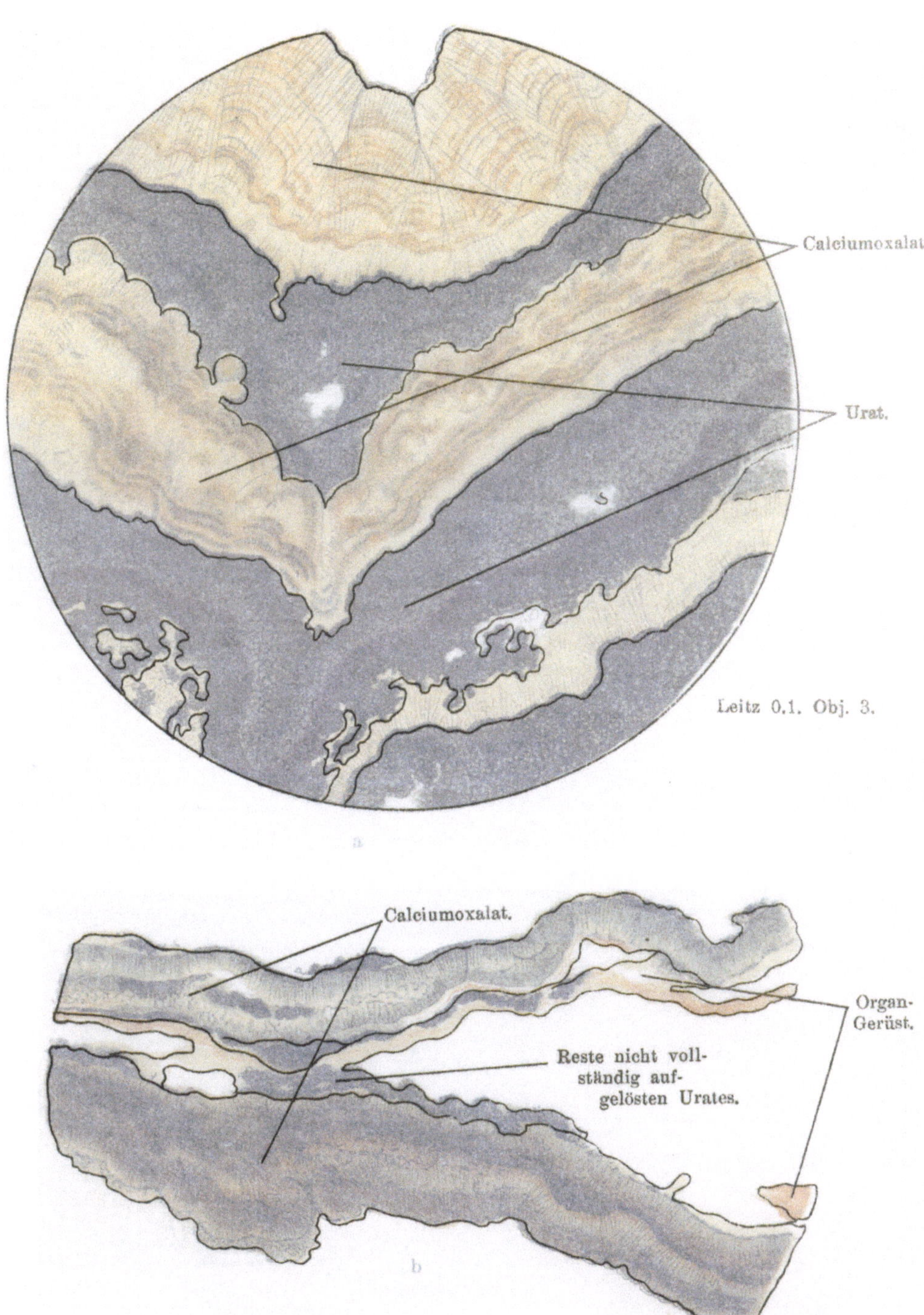

No. 33. Gemischter Harnsäure- und Oxalatstein.

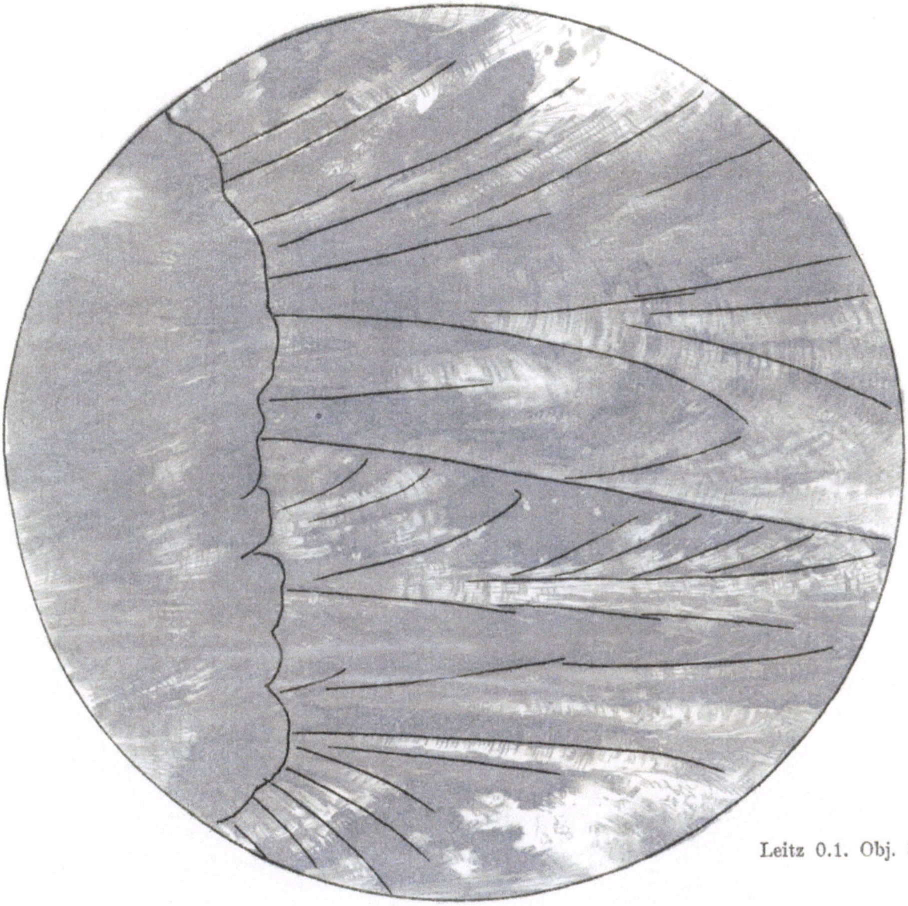

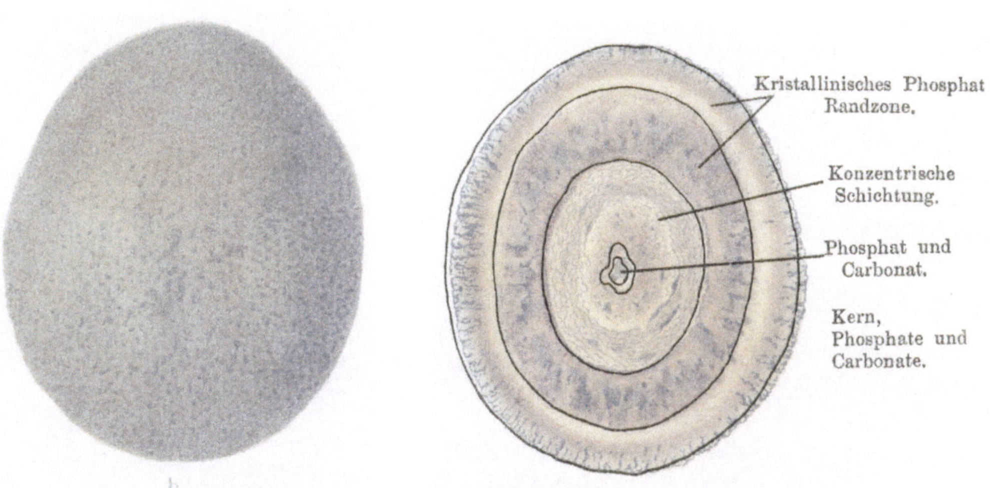

a

No. 103. Kristallinischer Phosphatentzündungsstein in Fächerform (Randzone).

No. 103. Kristallinischer Phosphatentzündungsstein.

(Kombinationsstein: Schale aus phosphorsaurer Ammoniak-Magnesia und Kern aus phosphorsaurem Kalk.)

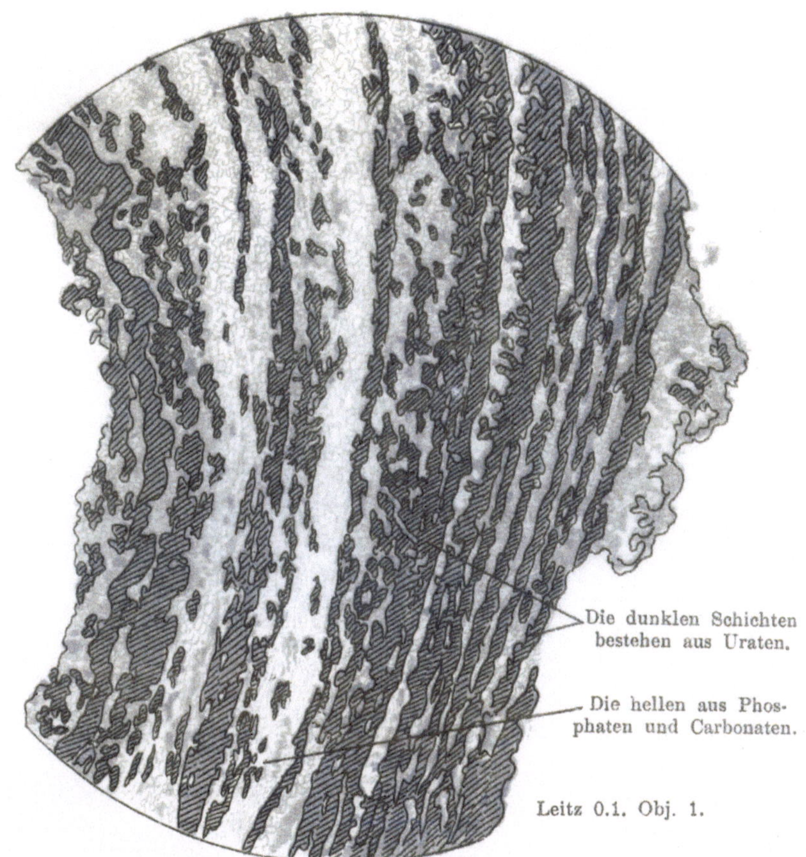

No. 28.   Entzündungsphosphatstein mit Uraten.

a

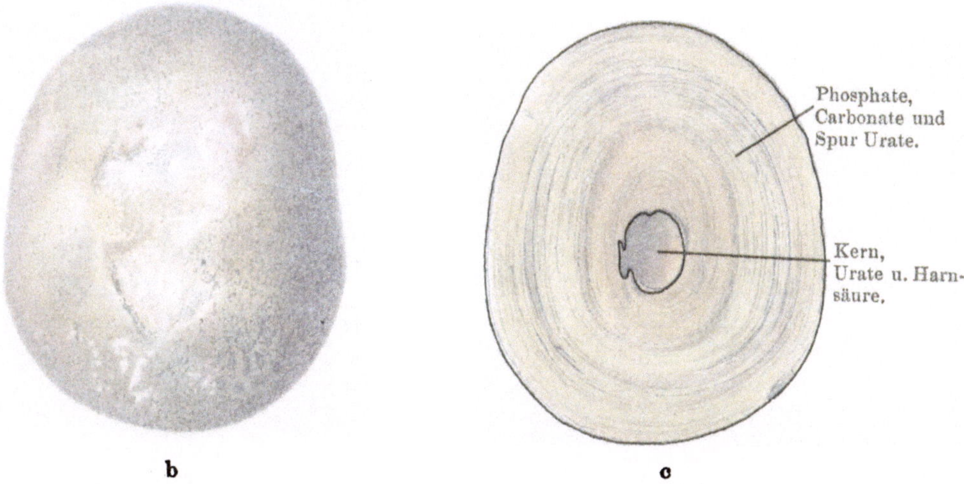

b   c

No. 89.   Phosphatstein (geschichtet).
(Kombinationsstein: Gemischte Phosphate und Carbonate aus Harnsäurekern.)

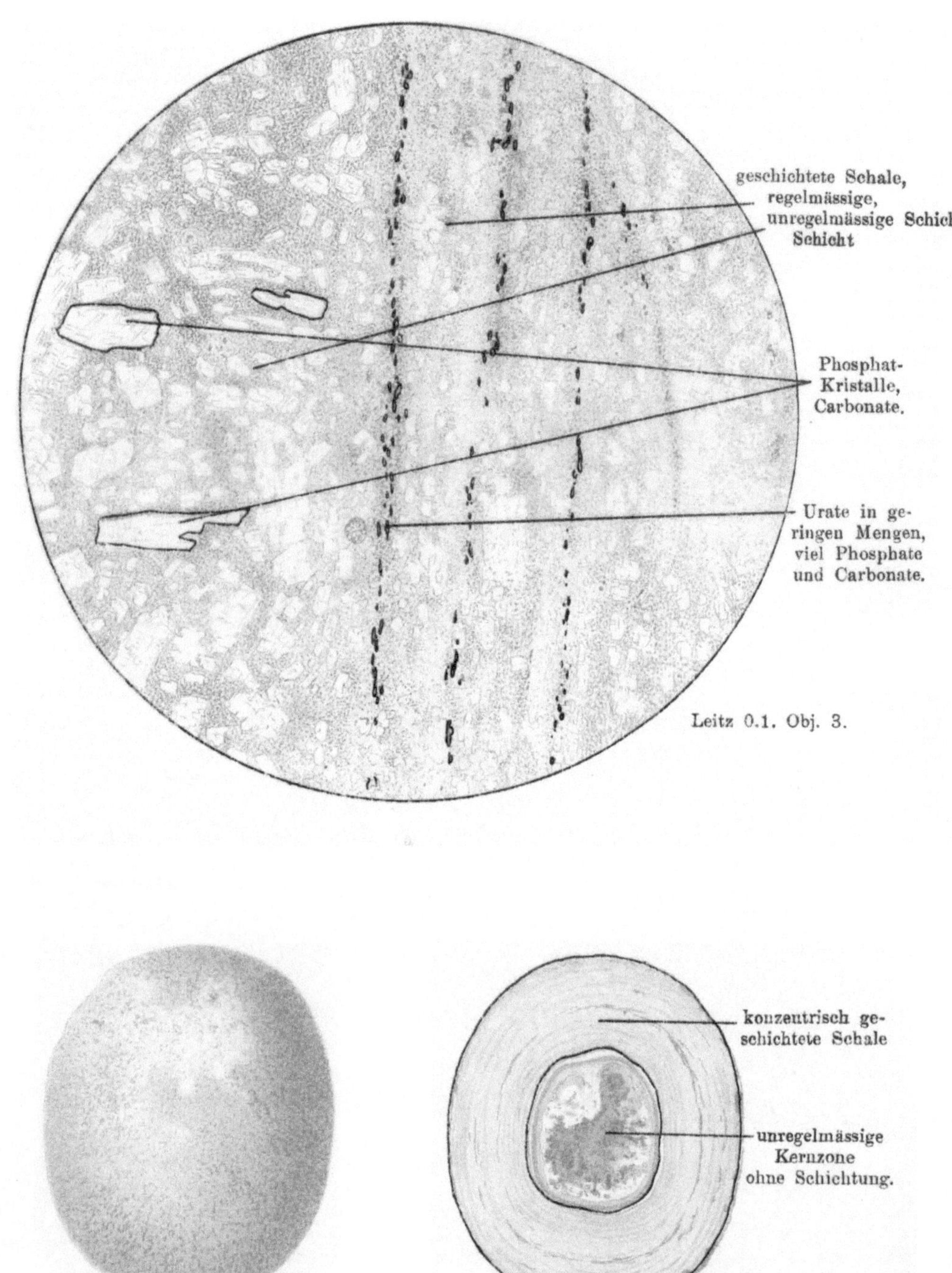

No. 76.   Phosphatstein (zentral ungeschichtet, peripher geschichtet).
(Primärer Entzündungsphosphatstein.)

Verlag von Julius Springer in Berlin.

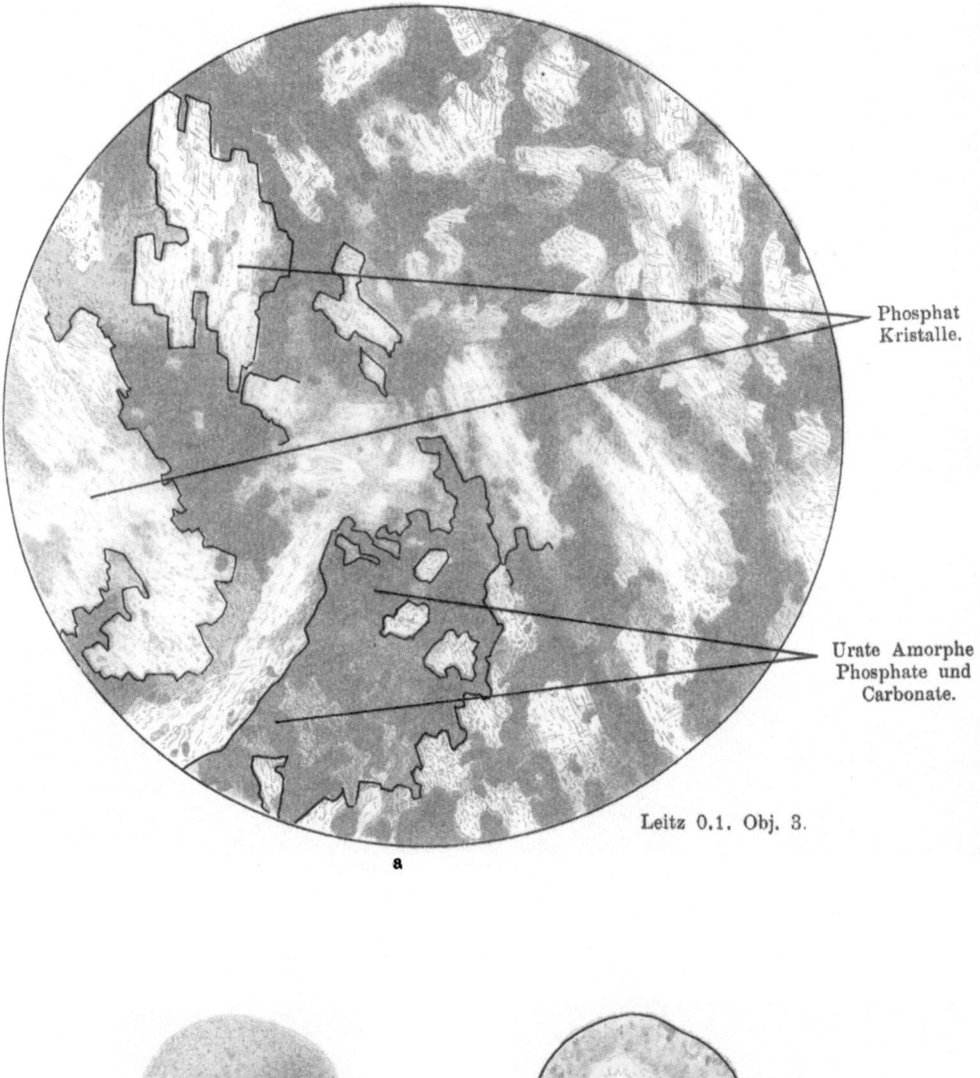

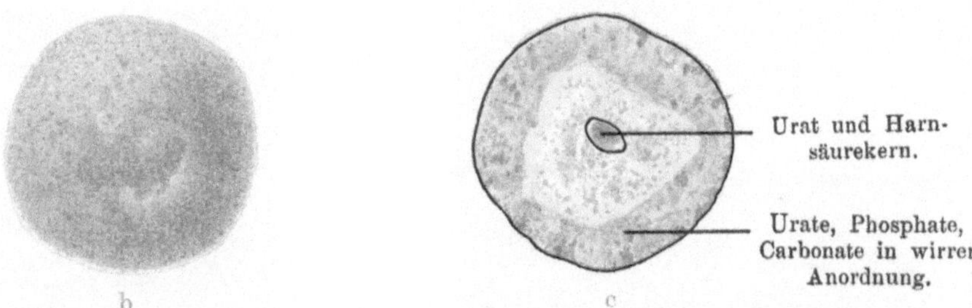

No. 61. Entzündungs-Phosphatstein (ungeschichtet).

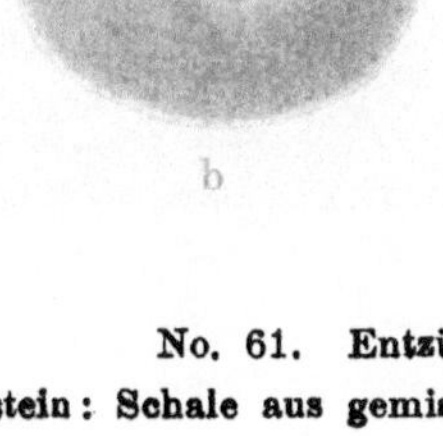

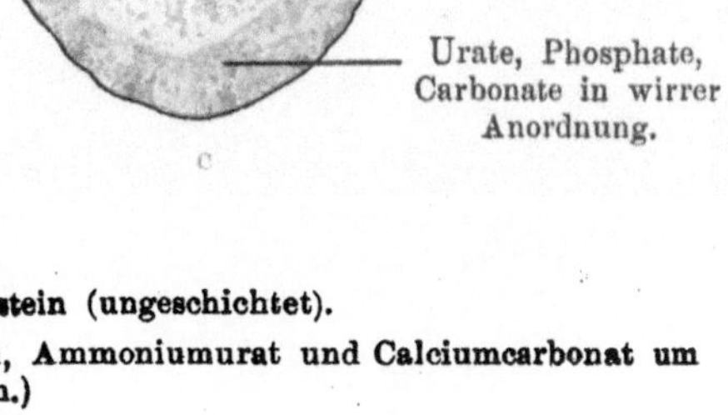

(Kombinationsstein: Schale aus gemischten Phosphaten, Ammoniumurat und Calciumcarbonat um Harnsäurekern.)

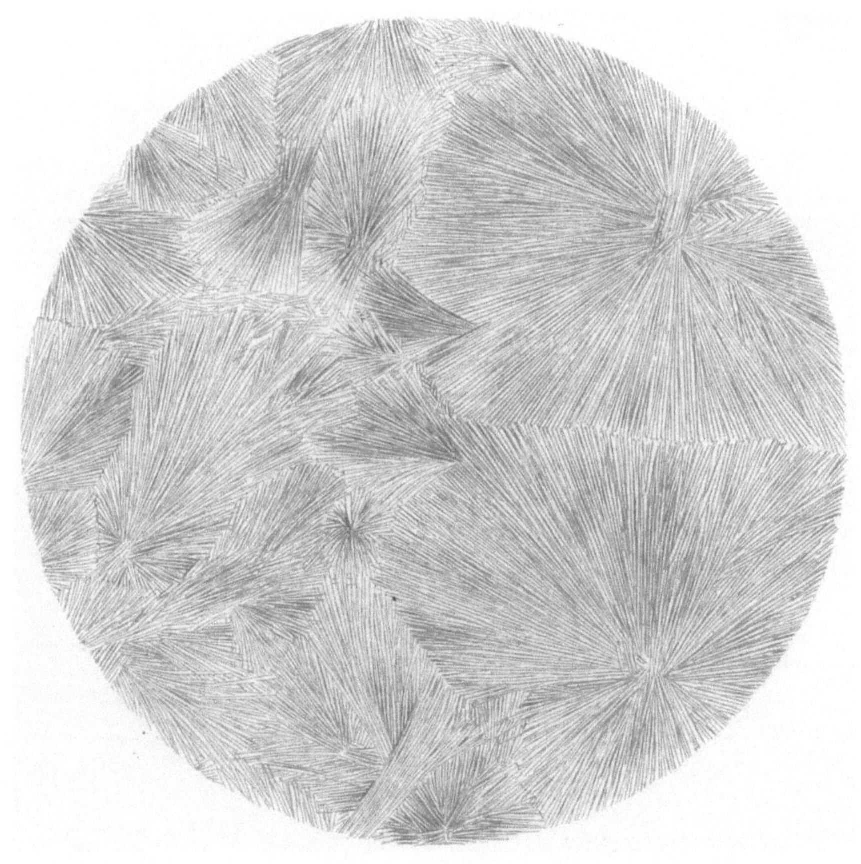

Verlag von Julius Springer in Berlin.